Dr. J. Refonaa
Dr. S. L. Jany Shabu
Mr. S. Praveen

Uma revisão dos métodos de deteção e classificação do aneurisma cerebral

Dr. J. Refonaa
Dr. S. L. Jany Shabu
Mr. S. Praveen

Uma revisão dos métodos de deteção e classificação do aneurisma cerebral

ScienciaScripts

Imprint

Cover image: www.ingimage.com

This book is a translation from the original published under ISBN 978-620-7-46910-9.

Publisher:
Sciencia Scripts
is a trademark of
Dodo Books Indian Ocean Ltd. and OmniScriptum S.R.L publishing group

120 High Road, East Finchley, London, N2 9ED, United Kingdom
Str. Armeneasca 28/1, office 1, Chisinau MD-2012, Republic of Moldova, Europe
Printed at: see last page
ISBN: 978-620-7-70893-2

Com profunda gratidão, este livro é dedicado a Deus Todo-Poderoso, cuja orientação divina, juntamente com o apoio inabalável da minha família e amigos, deu vida a esta criação.

Prefácio

No domínio do diagnóstico médico, a monografia "A Review on Methods of Detecting and Classifying Cerebral Aneurysms" explora a intersecção entre conhecimentos especializados e tecnologia. Começa com uma perspicaz "Introdução" histórica, aprofunda o papel da aprendizagem automática e navega por tópicos cruciais como o processamento de imagens, o significado do diagnóstico e a segmentação de imagens. Os capítulos sobre "Diagnóstico de imagens médicas" e "CAD e modelação matemática" fazem a ponte entre a teoria e a prática, oferecendo uma compreensão holística. Esta monografia concisa pretende ser um recurso valioso para investigadores, profissionais e estudantes no domínio dinâmico da deteção e classificação de aneurismas cerebrais.

Esta monografia percorre tópicos cruciais, incluindo uma introdução à aprendizagem automática, ao processamento de imagens médicas, ao significado do diagnóstico, à segmentação de imagens, à extração de características e à integração de CAD e modelação matemática. O nosso objetivo é fornecer um recurso conciso, mas perspicaz, para investigadores, profissionais e estudantes, colmatando a lacuna entre a teoria e as aplicações práticas no domínio dinâmico do diagnóstico médico.

No panorama tecnológico em rápida evolução, é imperativo manter-se atualizado com os últimos desenvolvimentos. Esta monografia serve de bússola, orientando tanto os principiantes como os profissionais experientes através das paisagens intrincadas dos métodos de deteção e classificação do aneurisma cerebral. Espera-se que esta coleção de conhecimentos, análises e estudos de casos não só enriqueça a compreensão, como também inspire o embarque numa viagem de exploração e inovação neste domínio fascinante.

Esperamos que esta monografia sirva como um recurso valioso para educadores, investigadores e profissionais interessados em tirar partido do poder dos métodos de deteção e classificação do aneurisma cerebral.

Gostaríamos de expressar a nossa sincera gratidão a todos os colaboradores que partilharam os seus conhecimentos e ideias nesta monografia. A sua dedicação e paixão pelo avanço da tecnologia educativa foram fundamentais para a criação deste recurso abrangente.

Dr. J. REFONAA
Dr. S. L. JANY SHABU
Sr. S. PRAVEEN

Índice

RESUMO 4

1. INTRODUÇÃO 5
2. INTRODUÇÃO À APRENDIZAGEM AUTOMÁTICA 14
3. VISÃO GERAL DO PROCESSAMENTO DE IMAGENS MÉDICAS 18
4. IMPORTÂNCIA DO DIAGNÓSTICO 20
5. SEGMENTAÇÃO DE IMAGENS 26
6. EXTRACÇÃO DE SEGMENTAÇÃO E CARACTERÍSTICAS 35
7. DIAGNÓSTICO DE IMAGENS MÉDICAS 47
8. CAD E MODELAÇÃO MATEMÁTICA 54
9. CONCLUSÃO 56

Referências 58

RESUMO

A integração da deteção e classificação de aneurismas cerebrais, oferecendo uma análise detalhada de metodologias que integram perfeitamente a aprendizagem automática, o processamento de imagens médicas e a modelação computacional. A viagem começa com uma "Introdução" matizada que prepara o terreno para uma exploração aprofundada. Segue-se uma "Introdução à aprendizagem automática", que desvenda os princípios fundamentais e as aplicações da aprendizagem automática no contexto do diagnóstico médico, com um enfoque específico nos aneurismas cerebrais. A secção seguinte, "Visão geral do processamento de imagens médicas", conduz os leitores através das técnicas essenciais utilizadas no processamento de imagens médicas relacionadas com aneurismas cerebrais. Descreve a importância dos métodos avançados de processamento de imagens para melhorar a precisão e a eficiência do diagnóstico. Destacando o papel fundamental da deteção precoce, "Importância do diagnóstico" sublinha o impacto crítico de um diagnóstico preciso na redução dos riscos associados aos aneurismas cerebrais, lançando as bases para os debates que se seguem. Mergulhando nos aspectos técnicos, "Image Segmentation" (Segmentação de imagens) explora as complexidades da segmentação de imagens médicas para uma análise precisa. Vários métodos de segmentação, incluindo abordagens baseadas em regiões e em limites, são discutidos em pormenor, proporcionando aos leitores uma compreensão abrangente deste passo crucial. Os leitores são guiados através dos meandros das técnicas de extração de características, esclarecendo o seu papel no aumento da precisão do diagnóstico. Estudos de casos reais sublinham o impacto transformador destas ferramentas de diagnóstico em contextos clínicos. A última etapa da viagem é dedicada ao "CAD e Modelação Matemática", onde se examina a integração dos sistemas de Diagnóstico Assistido por Computador (CAD) e a modelação matemática. Esta secção explora as sinergias entre os modelos computacionais e os conhecimentos clínicos, demonstrando o seu potencial para revolucionar as práticas de diagnóstico.

Palavras-chave: Aneurisma cerebral, Aprendizagem automática, Processamento de imagens médicas, Diagnóstico Segmentação de imagens, Extração de características, Modelação computacional, Diagnóstico assistido por computador (CAD).

CAPÍTULO 1

INTRODUÇÃO

VISÃO GERAL

As paredes dos vasos sanguíneos do cérebro formam uma estrutura semelhante a um balão quando se forma um aneurisma cerebral. Isto acontece devido a uma parede fina dos vasos sanguíneos. Como resultado desta condição, os vasos sanguíneos romper-se-ão, resultando em HSA e hemorragia cerebral. O diagnóstico de aneurismas cerebrais continua a ser um desafio, apesar dos avanços da ciência médica. Os tipos de aneurismas cerebrais são os aneurismas saculares, os aneurismas fusiformes e os aneurismas micóticos. Investigação relevante em técnicas de Data Mining (DM) e de Inteligência Artificial (IA) para prever a ameaça de rebentamento do aneurisma que se produz à medida que o limite de processamento aumenta. Numa investigação de DM e IA para a análise do risco de rutura, descobriram que, quando os factores matemáticos são tratados como sinais num modelo de arranjo, a teoria defeituosa é rejeitada. Além disso, os dados antecipados sobre a investigação de risco de aneurismas não rotos utilizando técnicas de CFD e de perda de potência criam uma ferramenta útil para as expectativas. Como resultado, numerosos investigadores pesquisaram uma grande quantidade de material relevante. No entanto, a autorização dos modelos ainda não foi anunciada. Estas técnicas de extração de dados podem ser utilizadas para prever o risco de rutura de aneurismas utilizando características hemodinâmicas, texturais e clínicas.

Muitos deles não pensaram em combinar dados de vários sistemas mecânicos para prever com exatidão o início de um AVC. Este trabalho criou um método de classificação para uma previsão melhorada, combinando dados clínicos com informações sobre o fluxo sanguíneo descobertas através de simulações de dinâmica de fluidos computacional (CFD). Além disso, este estudo tem como objetivo desenvolver um método de previsão baseado em IA para o início de um AVC que integre informações de design obtidas através de simulação mecânica com informações clínicas.

O desenvolvimento de cálculos informáticos que imitam o conhecimento humano, incluindo a aprendizagem, o raciocínio e a auto-revisão, é demonstrado nas técnicas de extração de dados. Foi desenvolvido um desenvolvimento maravilhoso que permite às máquinas interpretar dados confusos como parte da análise clínica de rotina. Prevê-se também que a inteligência criada pelo homem satisfaça a exigência do clínico de maior precisão e suficiência nas fases iniciais de um aneurisma do sistema.

Embora et al. se tenham concentrado num grande número de AIs que foram avaliados como AIUs durante os registos médicos, é impraticável rastrear a população em geral devido aos custos e riscos associados a estes exames cerebrovasculares. Determinar o risco de produzir um AI é, portanto, essencial para escolher apenas os tópicos mais importantes para o rastreio. Apenas dois grupos estão incluídos no controlo de fluxo para os controlos de segurança de AI nos EUA e na Coreia: casos com pelo menos dois familiares que têm a doença e clientes com antecedentes de doença renal policística autossómica dominante (ADPKD), perto da superfície da aorta, ou nanismo microcefálico osteodisplásico em fase inicial. No entanto, tendo em conta a prevalência da AIU e a dimensão da população com antecedentes de HAS hereditária e ADPKD, a aplicação dos critérios actuais pode estar a tornar-se excessivamente limitada[4].

A seleção de características (FS) é mencionada como a redução do aspeto central que é definido para um aspeto menor, mantendo os dados pertinentes e eliminando os dados em excesso. Para resolver este problema, é preferível utilizar menos testes de preparação. O aspeto deste exemplo implicaria a aplicação de técnicas de seleção e de extração de características. As técnicas de determinação dos destaques são frequentemente utilizadas para aumentar a capacidade de adivinhação de um classificador.

A visão geral do programa é apresentada na Figura 1, a partir da qual são extraídas várias características de muitas fontes de entrada, incluindo imagens de TAC, fotografias de RMN e sintomas de doentes. Utilizando a avaliação de componentes principais da questão da extração de características, recolhemos várias características das fontes acima mencionadas e tivemos em conta todas as características dominantes que tínhamos observado e descoberto. Neste caso, a idade foi recolhida e as dores de cabeça foram consideradas a caraterística predominante. Todas as características e todos os dados foram treinados. Posteriormente, o mesmo treino foi aplicado à informação PCA proeminente associada.

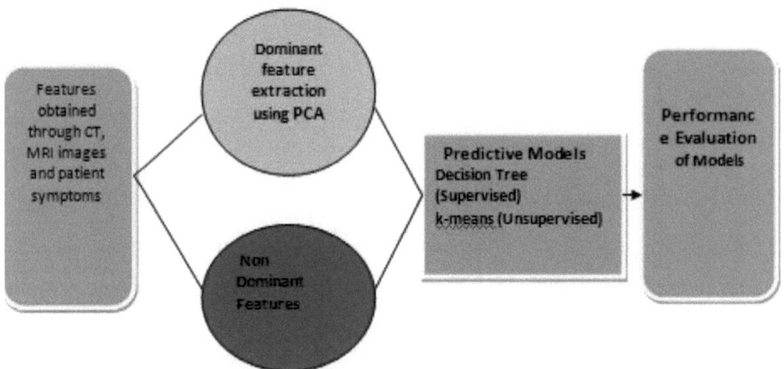

Figura 1.1 Visão geral do sistema de previsão de aneurisma cerebral

Para detetar aneurismas cerebrais, foram simuladas características dominantes e não dominantes utilizando árvores de decisão para métodos de reforço e k-means para aprendizagem não estruturada. Para avaliar os resultados, foram utilizadas árvores de decisão e modelação prescritiva k-means. A metodologia inclui uma explicação detalhada das características de extração de PCA para aneurismas cerebrais, bem como resultados simulados.

O processo utilizado num exame de ARM pode ser resumido da seguinte forma:

O pré-processamento transforma a imagem de acordo com as necessidades, filtrando o ruído durante o processo. Na ARM, está presente um filtro médio para redução do ruído. Os efeitos térmicos e as alterações nos sinais de origem provocam ruído. Os exames de ARM modernos têm uma menor probabilidade de ruído quando comparados com os exames de TC. Isto também inclui a remodelação e a conversão de RGB para cinzento. Os três tipos de segmentação de imagens são os métodos baseados em arestas, os métodos baseados em regiões e os métodos baseados em píxeis.

No reconhecimento de padrões e no processamento de imagens, a extração de características é um tipo específico de redução de dimensão. Quando os dados de entrada de um algoritmo são demasiado vastos para serem processados e se pensa que são notoriamente redundantes, os dados de entrada são transformados num conjunto mais pequeno de características para representação.

Ao converter os dados de entrada num conjunto de características, é utilizado um processo conhecido como extração de características para identificar a localização precisa de um tumor cerebral e prever a sua fase seguinte. Inclui informações sobre atributos como o contraste, a entropia, a energia, a forma e a cor, entre outros. As imagens extraídas do exame de ARM foram obtidas utilizando a técnica de agrupamento K-Means.

A última etapa na identificação e exibição das imagens médicas obtidas com a tecnologia de ARM é a categorização da imagem. As fotos são primeiro processadas para remover o ruído e, em seguida, são segmentadas e agrupadas para recuperar as partes que não correspondem ao padrão típico. Os sinais que surgem através da extração de características são então úteis para identificar o tipo de tumor ou a parte do cérebro que é afetada pelo tumor.

A abordagem utilizada aqui como exemplo para segmentar as imagens recebidas de um exame de ARM é o agrupamento K-means. O procedimento é ilustrado na figura 1.10. Um dos métodos mais fáceis para segmentar as imagens produzidas a partir de um exame de ARM é o agrupamento K-means, que utiliza uma abordagem baseada em pixels.

Um aneurisma é normalmente uma condição localizada que resulta de uma doença ou deterioração da parede da artéria sanguínea. Trata-se de uma dilatação cheia de sangue. Se esta doença não for tratada, irá deteriorar-se e atingir uma fase crítica, o que resultará numa hemorragia grave e também em morte imediata. A abordagem terapêutica atual tem uma análise de critérios complicada e multifacetada, que é utilizada para identificar quando os doentes optam por não fazer nada face à continuação do tratamento.

Embora a magnitude dos factores de influência significativos que contribuem para a rutura de aneurismas cerebrovasculares permaneça em grande parte desconhecida, quase todos os hospitais oferecem terapia preventiva. Em contrapartida, não existem registos suficientes ou dados insuficientes para apoiar o tratamento não interventivo no que diz respeito ao desconforto dos médicos.

Isto resultou em numerosos classificadores que determinam se uma terapia médica destacada é suscetível de rebentar com um método abrangente de até 95%. A grande variedade de características tidas em conta na previsão, tais como caracteres morfológicos, informações clínicas sobre a pessoa e os seus dados demográficos específicos, e informações sobre o aneurisma calculadas a partir de modalidades de imagiologia diagnosticadas pelo cliente, são também resultados derivados de modelos de fluxo sanguíneo personalizados. Mais especificamente, o fluxo, a morfologia e as características estruturais dos aneurismas não descidos e rompidos.

A aprendizagem por instâncias é uma componente da aprendizagem profunda que utiliza eventos anteriores para identificar eventos específicos, como a conduta humana. A afirmação anterior pode ser apoiada por várias aplicações, incluindo o carro sem condutor, gadgets tipo tablet e comandos de voz. Quando comparados com qualquer nível de desempenho, os modelos de aprendizagem profunda têm um desempenho extraordinariamente bom em termos de precisão. A aprendizagem profunda é muito mais ideal para aplicações que funcionam com áudio e imagens. A aprendizagem profunda necessita de uma grande quantidade de informação num estilo rotulado e de níveis significativos de poder computacional para produzir bons resultados. As GPUs são muito utilizadas na criação de modelos para a aprendizagem profunda.

A convolução em duas dimensões registou avanços significativos e é mais adequada para tratar informações bidimensionais quando se enviam imagens para o nível da rede de convolução. As muitas propriedades aprendidas a partir da observação prévia pela CNN funcionam bem. Para obter os melhores resultados no processamento de várias aplicações que envolvem fotografias, a extração de características deve ser feita manualmente. A extração manual nem sempre produz resultados precisos, ao contrário dos programas de computador de elevado desempenho que se baseiam em dados previamente armazenados para produzir precisão. De acordo com as imagens de ARM, os profissionais de saúde confiam nelas para os ajudar a tomar decisões sobre aneurismas cerebrais quando a sua carreira de conhecimentos clínicos não consegue prever com fiabilidade a condição. No entanto, por vezes, estas decisões resultam em imagens de ARM desfavoráveis. Se utilizar dados históricos para tomar decisões informadas, particularmente sobre aneurismas cerebrais a partir de exames de ARM, juntamente com o apoio extensivo da tecnologia digital emergente, o cenário descrito na linha anterior pode revelar-se impreciso.

Com informações de entrada e camadas seguintes como entrada, ocultação e saídas para analisar as imagens produzidas para otimizar a saída, a CNN dá um contributo significativo para a identificação de doenças. As principais vantagens da CNN são a eliminação de discrepâncias provocadas pela extração de características, graças à assistência manual prestada durante o procedimento de seleção de características. A visão do espaço de trabalho é necessária para categorizar as coisas de modo a obter melhores resultados. Como a extração de características pode ser automatizada, a DL é mais opulenta em termos de precisão das frases e de identificação de doenças.

A utilização de sistemas informáticos que se baseiam na tecnologia de Inteligência Artificial (IA) no domínio da medicina tem vindo a ganhar popularidade desde a década de 1970. A inteligência artificial é um campo de investigação que tem como objetivo replicar o intelecto humano na tecnologia da informação. Existem aplicações informáticas que podem ajudar os médicos no processo de diagnóstico, e muitos contextos clínicos utilizam-nas regularmente. Os métodos de IA também podem ser utilizados para desenvolver sistemas que podem ajudar na monitorização de doentes, na geração de alarmes, na programação de tratamentos, na recolha de informações e noutras tarefas. Os serviços de apoio à decisão clínica são normalmente utilizados para designar determinados sistemas de inteligência computorizada que utilizam informações explícitas para criar orientações ou interpretações específicas para os doentes (CDSS). Numerosos académicos debateram o potencial da IA nos cuidados de saúde, e o potencial pode ser resumido da seguinte forma:

i. Oferece um espaço para a análise, classificação e representação do conhecimento médico.

ii. Cria novos instrumentos para ajudar na formação médica, na investigação e no julgamento.

iii. Combina esforços dos domínios cognitivo, informático e de outras tecnologias.

iv. Fornece uma disciplina com uma riqueza de informações para uma futura especialidade médica de investigação.

A indústria informática previu o aparecimento iminente de sistemas potentes para interagir com informações biológicas e médicas nas primeiras tecnologias biomédicas. Um dos primeiros métodos utilizava métodos de reconhecimento de padrões. No início, os sistemas de reconhecimento referiam-se a métodos que permitiam ao computador procurar padrões; atualmente, o sistema de reconhecimento está mais relacionado com a análise de imagens. As imagens ou colecções de parâmetros ligados a doenças específicas podem ser incluídas nestes modelos. Esta última utilização é atualmente mais frequentemente designada por classificação de padrões. Cada uma das diferentes estratégias tem as suas vantagens e desafios distintos. Por exemplo, os algoritmos de árvore de decisão e os algoritmos baseados em regras, que são normalmente designados por sistemas de caixa branca, são simples de entender para os humanos, mas são ineficazes quando se trata de dados contínuos. Em comparação com os sistemas de caixa branca anteriores, as redes neuronais artificiais (RNA) e as concepções baseadas em kernel podem normalmente alcançar uma maior precisão nas técnicas de classificação; no entanto, a interpretação do sistema é difícil e é geralmente referida como um "modelo de caixa negra". As técnicas geralmente referidas como processos baseados no conhecimento são os tipos mais comuns de sistemas de apoio à decisão clínica (CDSS) na utilização clínica quotidiana. Podem raciocinar utilizando informações recolhidas de clientes específicos para chegar a decisões válidas e incluem conhecimentos clínicos frequentemente expressos numa série de regras, geralmente relativas a uma atividade definida com muita precisão. Em contrapartida, a aprendizagem automática (ML) concentra-se na criação de sistemas capazes de aprender com as experiências e descobrir novas informações. As redes neuronais artificiais, as máquinas vectoriais suportadas e uma vasta gama de outras abordagens são todas utilizadas em abordagens de aprendizagem. Por exemplo, alguns algoritmos podem aprender árvores de classificação a partir de exemplos de informação, o que pode ser útil para o diagnóstico. Anteriormente, o sector dos cuidados de saúde serviu de banco de ensaio fértil para a investigação em aprendizagem profunda, permitindo aos investigadores criar algoritmos de aprendizagem sofisticados. Embora os sistemas especializados tenham sido amplamente utilizados em situações clínicas típicas, os métodos de aprendizagem automática parecem ser ainda mais utilizados a título experimental neste momento. Estes métodos podem contribuir significativamente numa série de circunstâncias. A modelação de alguns comportamentos humanos ou processos de pensamento utilizando algoritmos de aprendizagem automática (ML) é uma direção. Outra é a utilização de sistemas de aprendizagem automática para identificar doenças utilizando uma série de fontes de entrada, como eletrocardiografia, testes laboratoriais, imagens de TAC/MRA/ultrassons, etc. Os conceitos teóricos (representados em regulamentos ou árvores de decisão) utilizados pelos sistemas periciais convencionais podem ser desenvolvidos utilizando técnicas de aprendizagem automática. O KARDIO, um programa criado para ler ECGs, é um exemplo típico deste tipo de tecnologia.

Como alternativa, podem ser construídos modelos qualitativos para o diagnóstico com base em muitas formas de dados clínicos e em vários testes efectuados no doente. As redes neurais artificiais, por exemplo, têm sido utilizadas para diagnosticar o cancro da mama. Numa questão de diagnóstico médico, é necessário um grupo de instâncias que sejam típicas de todas as alterações da condição. Para que o programa funcione de forma consistente e eficaz, os exemplos devem ser escolhidos com muito cuidado. Uma vantagem significativa da utilização de abordagens de aprendizagem automática para resolver este tipo de desafio é a ausência de requisitos para uma metodologia específica sobre como detetar a doença. No entanto, a criação de sistemas de aprendizagem automática para questões relacionadas com a medicação adequada não é uma tarefa fácil. Tomar decisões clínicas em medicina (como organizar o tratamento de um doente) é um processo difícil que tem em conta diversas variáveis, incluindo a saúde física e mental do doente, a prevalência de várias doenças e as suas causas, e o custo da decisão. A aquisição, recolha e organização da informação que será utilizada para treinar o sistema apresenta desafios. Isto torna-se um desafio significativo, particularmente quando o sistema necessita de grandes conjuntos de dados durante longos períodos, que normalmente não estão disponíveis devido a sistemas de registo ineficazes e a preocupações com a privacidade dos dados. A maioria das máquinas inteligentes no ambiente médico tem-se concentrado na conceção de problemas de diagnóstico específicos, também conhecidos como tarefas de classificação, porque é um desafio (ou não é viável) construir várias concepções a partir de informações limitadas, tendo em conta tantos factores. Apenas o método de classificação dos cuidados de saúde, que é uma componente crucial das decisões clínicas, é abordado na tese. A importância da aprendizagem automática no diagnóstico terapêutico, bem como as vantagens e os desafios da tomada de decisões clínicas, são brevemente descritos na secção que se segue.

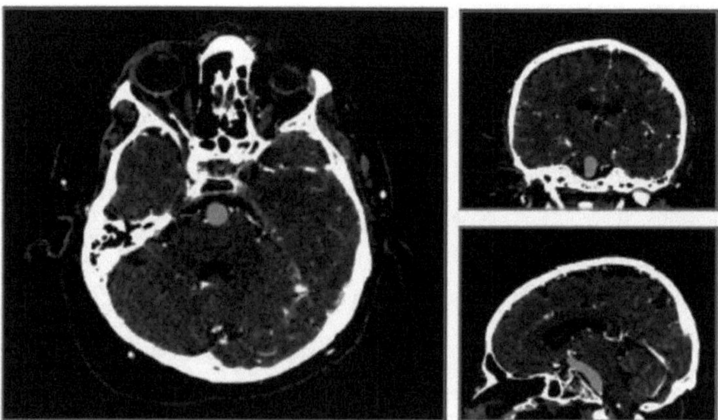

Figura 1.2 Imagem de angio-TC do cérebro com aneurisma cerebral

O modelo de aprimoramento do diagnóstico de aneurisma cerebral é mostrado na figura

1 acima mencionada (Allison Park et al. 2019). A região rompida da doença para os profissionais médicos diagnosticarem é indicada pela marca vermelha na ilustração. Os leitores observaram sobreposições vermelhas semi-opacas nas sequências axial, longitudinal e coronal para cada

voxel em que a sua previsão tem uma probabilidade superior a 0,5. Os terapeutas receberam as recomendações do modelo aquando da interpretação com o reforço do modelo sob a forma de segmentos de mercado da região de interesse (ROI) que foram imediatamente sobrepostos às imagens da angio-TC. para garantir que a interface de apresentação das imagens era confortável para todos os médicos.

CAPÍTULO 2

INTRODUÇÃO À APRENDIZAGEM AUTOMÁTICA

A aprendizagem automática é uma técnica de aprendizagem de algoritmos para a aquisição e incorporação autónoma de conhecimentos, produzindo um sistema suscetível de aprender através da experiência, da observação lógica e de outros métodos. A aprendizagem automática é um subcampo da Inteligência Artificial (IA). Muitos domínios têm utilizado a abordagem da aprendizagem automática para automatizar questões difíceis e processos de decisão. A maioria destas actividades centra-se em questões relacionadas com a classificação de padrões. O reconhecimento de padrões envolve a recolha de informações originais e a atuação de acordo com as "categorias" ou a estrutura. O domínio da classificação profunda na aprendizagem automática é onde as questões de reconhecimento de padrões são resolvidas. O objetivo é generalizar o conhecimento adquirido a partir de dados fornecidos para dados desconhecidos, aprendendo (induzindo) a ligação entre as características dependentes (entrada) e as características especificadas (saída) de um grupo de instâncias. Por exemplo, um sistema de aprendizagem tem de identificar o subconjunto de características necessárias para distinguir uma categorização (Problemas Cardíacos Isquémicos) de outro subconjunto da informação de treino constituído por dados medidos de atributos únicos (ou factores) de instâncias de 2 grupos (por exemplo, tratamento com Problemas Cardíacos Isquémicos daqueles com Mau Comportamento do Miocárdio) (In-fração do Miocárdio). Em particular, a organização constrói um objetivo

$f : x \rightarrow y$,

que mapeia a entrada dada x_i $R\in^d$, i= 1, 2, . . . , A para outputs y_i , chamados rótulos ou princípios de objectivos. Cada vetor $\mathbf{x}_i$ considera várias características de entrada que ilustram o contentor exato. O princípio de objetivo y_i é que o problema de classificação indica uma relação de classe para cada contentor de exemplo (*e.g.* IHD vs. MI) e assim y_i E {0, 1} *ou* $y_i \in \{-1,+1\}$.

Estes tipos de problemas de expressão concetual podem ser resolvidos através de uma variedade de técnicas:

i. **Técnicas de aprendizagem estatística que são amplamente utilizadas:** O estudo de tais problemas beneficiou grandemente da ciência da identificação estatística de padrões. As técnicas mais utilizadas incluem a identificação do vizinho mais próximo, modelos lineares generalizados e análise discriminante linear (LDA). [9,10].

ii. **Redes neuronais artificiais (RNA):** Modeladas segundo os sistemas neurais biológicos da mente humana, as RNA são sistemas de componentes, ou neurónios, que comunicam dados sob a forma de números entre si através de interacções sinápticas. Desenvolvem-se como métodos de aproximação de funções muito fortes e adaptáveis. Os sistemas de feed-forward, as redes recorrentes (sistemas de feedback) e os sistemas auto-organizados são as três principais formas de redes neuronais. Na investigação, o termo "RNA" refere-se sobretudo a sistemas de feed-forward que têm sido amplamente utilizados para criar sistemas de diagnóstico, como os sistemas convolucionais multicamadas e os sistemas de funções de base radial.

iii. **Algoritmos para aprendizagem baseada em kernel:** Muitas técnicas potentes de ensino baseadas em kernel foram desenvolvidas recentemente, tanto para categorização como para regressão, incluindo Support Vetor Machines (SVMs), Least Squares Support Vetor Machines (LS-SVMs) e análises Kernel Fisher Discriminant (KFD). Embora tenham despertado recentemente mais interesse, esses métodos baseados em kernel são geralmente considerados métodos ANN. Uma sequência de entrada D-dimensional é geralmente mapeada de forma não linear num vetor de características. Neste espaço de alto nível, é construído um classificador linear (hiperplano separado) para categorizar a informação. Sem estar relacionado com o estabelecimento do conjunto de características, o classificador pode ser construído no interior dual (kernel) utilizando a abordagem kernel.

iv. **Árvores de decisão:** Os algoritmos de árvores de decisão criam uma arquitetura em forma de árvore através do particionamento recursivo da informação. As decisões são frequentemente testes de atributos simples que distinguem os dados por uma caraterística num determinado período. Ao seguir as restrições nos terminais até um ramo, as novas informações podem ser categorizadas. As árvores de decisão já foram amplamente utilizadas na investigação estatística e de aprendizagem automática.

v. **Aprendizagem de conjuntos de regras:** O algoritmo da árvore de decisão pode ser transformado em colecções de regras "se-então". O campo de hipóteses também pode ser pesquisado sequencialmente para encontrar regras, como alternativa. Um grupo de técnicas de aprendizagem automática conhecido como "programação lógica inferencial" utiliza o sentido de primeira ordem e a informação é expressa por predicados.

vi. **Redes Bayesianas:** Também conhecidas como sistemas de crenças bayesianas, são uma abordagem de modelação estatística e visual. A rede Bayesiana mais pequena, conhecida como Bayes ingénua, baseia-se na aplicação prática da estatística Bayesiana e funciona com base na premissa de que todas as qualidades são estatisticamente independentes umas das outras. É utilizada para a análise de dados de valor de atributo.

Uma vez que um sistema inteligente deve ter um bom desempenho para ser reconhecido para utilização na prática médica, a investigação centra-se exclusivamente em técnicas de modelos de caixa negra, como as RNA e os modelos baseados em kernel (SVM). Poderá ser efectuada investigação adicional para desbloquear os modelos de caixa negra. A capacidade de generalização é essencial para os mecanismos de aprendizagem. O sobreajustamento da informação é a incapacidade dos métodos de generalizarem para circunstâncias não observadas, porque se ajustam demasiado às instâncias específicas dos exemplos de treino, juntamente com algum lixo. Estes problemas podem ser resolvidos limitando a adaptabilidade (capacidade) do modelo. Com base no paradigma da aprendizagem, a manipulação da capacidade de um sistema implica normalmente o ajuste fino de uma variedade de variáveis distintas. Este ajuste fino é uma componente da gestão da complexidade, que, até há pouco tempo, estava principalmente relacionada com a quantidade de informação de entrada ou com a dimensionalidade do designer.

De acordo com a Aprendizagem Observacional Estatística, foi demonstrado que as capacidades da dimensão Vapnik - Chervonenkis (VC) estão inversamente relacionadas com as suas dimensões, o que sugere que os algoritmos com muitos dados de entrada também correm o risco de classificar. No entanto, o subajuste pode ocorrer se a capacidade do modelo for restringida mais do que o necessário. Para controlar a capacidade ou a complexidade dos sistemas, é normalmente necessário um ajuste fino de uma série de variáveis (hiper) dependentes do modelo. Os investigadores dispõem agora de modelos cuja dificuldade é independente da dimensionalidade, graças à invenção das Máquinas de Vectores de Suporte (SVM), que permitem a utilização de campos de elevada dimensão sem que o computador se ajuste excessivamente. A análise dos elementos teóricos e reais destas técnicas é um dos objectivos da tese.

No caso das RNAs, uma variação na dimensionalidade corresponde a um aumento no tamanho do designer. A utilização de técnicas como leave-one-out, validação cruzada e outras metodologias estatísticas é especificamente necessária para que as RNAs avaliem a classificação final e estimem a sua capacidade de generalização. Para comparar vários sistemas de aprendizagem, muitas métricas também estão acessíveis, incluindo características extraídas, gráficos ROC e medida F. Uma vez que o nível de exatidão do programa nem sempre pode dar uma aproximação ou indicação clara do seu desempenho nas generalizações, é frequentemente necessária a utilização de exactidões como a sensibilidade e a precisão. Esta é normalmente a situação quando são utilizadas várias classes com distribuições desequilibradas para representar a informação recolhida numa questão de classificação. As técnicas de aprendizagem automática têm sido efetivamente utilizadas em domínios como a deteção de falhas, o reconhecimento de áudio, a sumarização de texto, a identificação de caracteres manuscritos, a monitorização de processos industriais e as previsões de consumo para descobrir temas ou tendências na informação. As etapas gerais da aprendizagem automática são apresentadas na Figura 1.3, começando com informações e pormenores, métodos computacionais e aplicações de imagiologia.

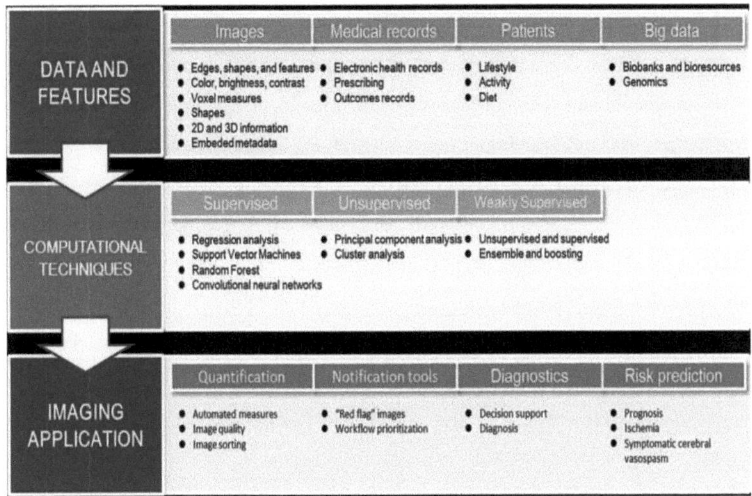

Figura 2.1 Fases gerais da aprendizagem automática

CAPÍTULO 3

VISÃO GERAL DO PROCESSAMENTO DE IMAGENS MÉDICAS

Para a investigação clínica e a intervenção médica, a imagiologia médica fornece uma representação visual do interior de um corpo, bem como ilustra a função de determinados órgãos e tecidos. Com a imagiologia médica, é possível descobrir estruturas no interior da pele e dos ossos e analisar e tratar doenças. Uma base de dados de anatomia e fisiologia normais também pode ser utilizada para detetar anomalias na imagiologia médica. A imagiologia médica pode ser efectuada em órgãos e tecidos removidos por razões médicas, mas esses procedimentos são geralmente classificados como patologia e não como imagiologia médica.

Insere-se no âmbito da imagiologia biológica no seu sentido mais lato. Para além da radiologia, inclui a endoscopia, a eletrografia, a angiografia por tomografia computorizada (CTA), a termografia, a fotografia médica e as técnicas de imagiologia funcional da medicina nuclear, como a PET, a tomografia computorizada por emissão de fotão único (SPECT) e a angiografia por ressonância magnética (MRA).

A radiologia utiliza a radiografia, a ressonância magnética, a ultrassonografia médica ou o ultrassom. Ao contrário da eletroencefalografia (EEG), da magneto-encefalografia, da eletrocardiografia (ECG) e de outras técnicas que produzem dados susceptíveis de serem representados como um gráfico de parâmetros em função do tempo, as técnicas de medição e de registo não se destinam essencialmente a produzir imagens. As localizações das medições estão contidas em mapas ou no tempo. A imagiologia médica pode ser vista como outra forma de imagiologia, num sentido limitado. O planeamento da radioterapia começa com a imagiologia médica. No diagnóstico, estudos clínicos e planeamento de tratamentos, as imagens de TC e RM são as técnicas radiográficas mais utilizadas.

TÉCNICAS DE IMAGIOLOGIA

Esta secção explica os vários tipos de técnicas de TC e RM para o diagnóstico de um aneurisma cerebral. As imagens 2D e 3D da tomografia computorizada e da ressonância magnética podem ser utilizadas para diagnosticar o aneurisma.

Um exame de imagiologia avançado, como a angio-TC ou a ARM, fornece informações detalhadas sobre os vasos sanguíneos do nosso corpo e a sua relação anatómica com outros órgãos. As modernas técnicas de processamento de imagens computorizadas permitem ao cirurgião vascular visualizar a doença vascular a três dimensões, o que é um passo importante para determinar se a doença deve ser tratada e como.

A ARM avalia os vasos sanguíneos e ajuda a identificar anomalias utilizando um poderoso campo magnético e ondas de rádio. Pode ser necessária uma injeção de material de contraste para este exame, que não utiliza radiação. Há menos probabilidade de uma reação alérgica ao material de contraste utilizado na ARM.

CAPÍTULO 4

IMPORTÂNCIA DO DIAGNÓSTICO

O passo mais importante é identificar as características de um aneurisma cerebral, uma vez que se assemelham frequentemente às de outras doenças, o que torna o diagnóstico difícil. Os investigadores estão a trabalhar no sentido de encontrar novas e melhores formas de identificar o aneurisma. Um aneurisma é a protuberância mais comum em todos os seres humanos, tornando-se grave quando aumenta de tamanho. Se o aneurisma se alargar, pode provocar uma HSA. Um diagnóstico efetivo e uma redução da incapacidade a longo prazo ainda salvam vidas. Os procedimentos utilizados para diagnosticar os aneurismas cerebrais são os seguintes

- O perito começa por inquirir sobre o bem-estar geral do cliente antes de efetuar exames físicos, testes e um procedimento conhecido como avaliação neurorradiológica que incide sobre o sistema nervoso.
- O profissional avalia também os reflexos, a sensibilidade, a força muscular, a visão, a atenção e a visão.
- Uma vez que o aumento do disco ótico provoca uma maior pressão no cérebro, os médicos examinam a visão do cliente para detetar quaisquer sinais dessa pressão.
- Para verificar a existência de um aneurisma, o especialista efectua uma ressonância magnética ou uma TAC do vaso sanguíneo cerebral.
- Em algumas circunstâncias, podem ser administrados testes de diagnóstico adicionais, como uma PET scan para medir a taxa de metabolismo dos tumores, um SPECT para distinguir entre o cérebro funcional e a absorção de químicos específicos e um EEG para monitorizar a atividade convulsiva.

Tudo isto descreve a localização de um aneurisma para tratamento. Com a ajuda desta estratégia de tratamento e deste diagnóstico, o cirurgião poderá tratar a área protuberante sem danificar os tecidos cerebrais.

O principal problema é a identificação do aneurisma ou do tumor cerebral. O maior obstáculo é determinar a localização exacta do componente da área afetada. Como resultado, utilizamos algoritmos de extração de imagens para identificar com precisão os vasos afectados, passando por vários procedimentos. Ajuda a extrair as informações necessárias do conjunto de dados fornecido e revela padrões visuais significativos. Neste caso, a deteção precoce do aneurisma cerebral é crucial para proporcionar um tratamento eficaz. Com esta informação, é possível escolher a melhor forma de radiação, cirurgia ou outro tratamento. Consequentemente, um doente que tenha um aneurisma cerebral pode melhorar consideravelmente as suas probabilidades de sobrevivência se o aneurisma for devidamente identificado numa fase inicial.

O pré-processamento da ARM e da AIC é um processo laborioso que elimina o que não é necessário, após o que as fotografias são processadas corretamente. O pré-processamento da imagem é o primeiro passo do processo. O pré-processamento inclui operações como a conversão da imagem em escala de cinzentos, a remoção de ruído e a reconstrução da imagem. A técnica de pré-processamento mais comum é a conversão de uma imagem em escala de cinzentos. Depois de a imagem ser convertida para escala de cinzentos, o ruído extra é eliminado com a ajuda de várias técnicas de filtragem. A eliminação do ruído torna-se uma fase crucial após a recolha das fotografias da base de dados para obter um resultado eficaz. Quando se trata de erradicar o ruído, os esquemas actuais têm falhas graves. O objetivo é examinar a literatura, prever e classificar aneurismas cerebrais através da teoria dos conjuntos aproximados e de algoritmos de aprendizagem automática. Neste capítulo, é apresentada uma panorâmica das técnicas de análise de imagens médicas. Ao classificar uma imagem, os pixels ou voxels que formam os seus limites são localizados ou identificados como pertencentes ao objeto. A imagiologia médica é uma importante função de análise para a qual foram desenvolvidos muitos algoritmos e métodos. Especialmente quando se analisam estruturas anatómicas e tecidos, o processamento de imagens médicas envolve uma grande variação. Por este motivo, as técnicas que são flexíveis, exactas e fáceis de automatizar são de extrema importância.

A investigação sobre a segmentação que permite a deteção de aneurismas cerebrais empregando agrupamento com filtragem morfológica é abordada neste capítulo. Durante a revisão da literatura, as direcções de borda de diferença de vizinhança, o agrupamento K-means e a filtragem morfológica também foram considerados os principais problemas. A identificação probabilística de fusão de áreas, a segmentação de potencial artificial, a melhor categorização de cortes de tumores, as abordagens Random Forests (RF) e Conditional Random Fields (CRF) são alguns dos métodos que são comparados neste capítulo com as abordagens actuais. Na maioria dos artigos de investigação, o método proposto foi avaliado comparando-o com as abordagens mais avançadas para determinar a maior qualidade da estratégia escolhida. Por exemplo, a metodologia do procedimento IVPA-WML foi comparada com outras segmentações e demonstrou ter propostas em tempo real mais satisfatórias. Este capítulo também examina as limitações e desvantagens da literatura existente neste domínio. A análise dos aspectos particulares provou a excelência do método. Os numerosos algoritmos das metodologias actuais contribuíram para a obtenção de melhores resultados. Ao eliminar as áreas mal agrupadas, o rastreio morfológico garante uma segmentação melhorada.

Devido aos avanços tecnológicos registados no hardware nos últimos 20 anos, uma quantidade substancial de dados médicos em vários modelos é mantida em várias bases de dados. Estão a ser criadas ferramentas de todos os tipos para processar os dados e produzir resultados informativos. As técnicas de extração de dados são frequentemente utilizadas para extrair informações pertinentes dos dados. Por outro lado, a acessibilidade dos dados médicos abriu caminho a novos desenvolvimentos no sector da saúde. A análise de dados descreve a prática de examinar dados não estruturados para identificar padrões e fornecer respostas. A análise de dados é essencial para o crescimento de uma empresa. A análise de diagnóstico, a análise descritiva, a análise preditiva e a análise prescritiva são as quatro divisões. No entanto, consiste em numerosas estratégias com uma vasta gama de objectivos.

A análise de diagnóstico ajuda a determinar as razões subjacentes aos acontecimentos. Estes métodos apoiam as análises descritivas mais fundamentais. Examinam os resultados da análise descritiva em maior pormenor para determinar a razão de fundo. Para determinar por que razão os indicadores de desempenho melhoraram ou diminuíram, é efectuada mais investigação. Normalmente, isso acontece em três etapas. Detetar quaisquer padrões invulgares nos dados. São recolhidos os dados relevantes para estas anomalias. Podem ser alterações inesperadas numa medida ou num mercado específico. O terceiro passo é Encontrar ligações e padrões que expliquem estas anomalias requer a aplicação de ferramentas estatísticas.

A análise descritiva ajuda a fornecer explicações para os acontecimentos. Estes métodos fornecem descrições dos resultados às partes interessadas, condensando grandes conjuntos de dados. Estas tácticas permitem o desenvolvimento de indicadores-chave de desempenho (KPI), que ajudam a monitorizar o sucesso ou o fracasso. Muitos sectores utilizam métricas como o retorno do investimento (ROI). O desempenho em determinados sectores é acompanhado através de medidas especializadas. Este procedimento requer a recolha de dados pertinentes, o processamento de dados, a análise de dados e a visualização de dados. Além disso, oferece uma perspetiva crucial sobre as realizações passadas.

As questões relacionadas com o futuro podem ser resolvidas com a análise preditiva. Estes métodos utilizam dados históricos para detetar tendências e avaliar a sua probabilidade de repetição. As ferramentas analíticas preditivas, que utilizam uma variedade de técnicas estatísticas e de aprendizagem automática, como redes neuronais, árvores de decisão e regressão, oferecem informações perspicazes sobre potenciais eventos futuros.

A análise prescritiva ajuda a fornecer recomendações de ação. As informações da análise preditiva podem ser utilizadas para tomar decisões baseadas em dados. Perante a incerteza, isto permite às empresas fazer juízos sensatos. Os algoritmos de aprendizagem automática que podem identificar tendências em conjuntos de dados maciços são a base das ferramentas de análise prescritiva. É possível avaliar a probabilidade de vários resultados através do estudo de decisões e eventos anteriores. A disciplina de análise avançada conhecida como análise preditiva é utilizada para prever eventos futuros desconhecidos. Para examinar os dados actuais e criar previsões, utiliza uma variedade de técnicas de extração de dados, estatística, modelação, aprendizagem automática e inteligência artificial.

A análise de dados tem muitas utilizações diferentes. A análise de grandes volumes de dados pode aumentar a produtividade numa vasta gama de sectores. As empresas podem prosperar num mundo cada vez mais competitivo, melhorando o seu desempenho. O sector bancário foi um dos primeiros a adoptá-la. Os sectores bancário e financeiro dependem em grande medida da análise de dados para prever as tendências do mercado e avaliar os riscos. Uma aplicação da análise de dados que tem impacto em todos é a pontuação de crédito. Estas pontuações calculam o risco de empréstimo utilizando uma variedade de pontos de dados. Para que as instituições financeiras funcionem de forma mais eficaz e com menos riscos, a análise de dados também é utilizada para identificar e impedir fraudes.

No entanto, a utilização da análise de dados vai para além do aumento das receitas e do retorno do investimento. A informática da saúde, a prevenção da criminalidade e a proteção do ambiente podem beneficiar da análise de dados, fornecendo informações vitais. Apesar de as estatísticas e a análise de dados terem sido sempre utilizadas no estudo científico, os grandes volumes de dados e as ferramentas analíticas avançadas permitem inúmeras perspectivas novas. Estes métodos podem identificar tendências em sistemas complexos. Entre as muitas formas como a análise de dados está a alterar os cuidados de saúde inclui-se a capacidade de prever os resultados dos doentes, afetar recursos de forma eficaz e melhorar os métodos de diagnóstico. A análise de dados pode avaliar o desempenho dos profissionais, acompanhar a saúde da população e até identificar pessoas em risco de doenças crónicas no contexto do sistema de cuidados de saúde, que está a tornar-se cada vez mais dependente de dados. Com este conhecimento, o sistema de saúde pode afetar recursos de forma mais eficaz para melhorar os cuidados aos doentes e a saúde pública.

De acordo com a análise preditiva, os seguintes sectores cruciais dos cuidados de saúde aumentarão a um ritmo mais rápido: desenvolvimento clínico, descoberta de medicamentos, melhoria do pessoal, gestão de medicamentos, telemedicina, análise do estilo de vida e potenciais curas para doenças como o cancro, os pulmões e o coração, entre outras. A aplicação da análise dos cuidados de saúde oferece novas formas de avaliar a eficácia e o desempenho dos prestadores de cuidados de saúde no local de prestação. A análise de dados pode ser utilizada para avaliar continuamente o desempenho dos profissionais de saúde e, ao mesmo tempo, recolher informações sobre o bem-estar dos doentes.

A análise preditiva pode reduzir significativamente as despesas, identificando os doentes com maior probabilidade de serem afectados por uma doença e estabelecendo uma intervenção precoce, antes de surgirem problemas, a nível de toda a população. Isto implica a combinação de factos que estão ligados a numerosos elementos. Estes incluem as comorbilidades, o perfil demográfico ou socioeconómico e o historial médico. A idade, a tensão arterial, o nível de açúcar no sangue, a história familiar de doenças crónicas e os níveis de colesterol estão normalmente incluídos na história clínica de um doente. Uma parte significativa dos factores que influenciam os resultados em termos de saúde não está relacionada com os cuidados médicos convencionais. Estas variáveis incluem as opções de estilo de vida e os comportamentos de saúde do doente, as variáveis socioeconómicas, incluindo o emprego e a educação, e as variáveis ambientais. O sistema de saúde pública tem de alargar os seus horizontes para ter em conta estes elementos "externos", a fim de melhorar os resultados. Estes parâmetros podem ser modelados na análise de dados para prever a probabilidade de doença crónica.

Por último, mas não menos importante, a análise deve estimar o risco, tendo em conta os muitos problemas médicos que um doente pode ter. O sector dos cuidados de saúde pode afetar os recursos de forma mais eficiente através da recolha e análise de todos estes tipos de dados, o que lhe permite atuar agressivamente em populações de alto risco numa fase precoce e evitar custos estruturais a longo prazo.

CAPÍTULO 5

SEGMENTAÇÃO DE IMAGENS

Cabria e Gondra (2017) demonstraram o método de fusão segmentada para a deteção de tumores cerebrais por MRA. Ao seccionar mecanicamente o tumor cerebral em imagens de ressonância magnética (MRI), gastava-se mais tempo e cometiam-se mais erros. A identificação do campo potencial é o nome de uma nova abordagem que foi utilizada para obter uma identificação fundida com a utilização de outras técnicas (PFS). A fim de relacionar as semelhanças dos campos potenciais através da física, foi desenvolvida uma nova técnica de agrupamento de campos potenciais denominada segmentos de campos potenciais. Numa RM com um campo vetorial, o brilho do pixel é visto como uma massa. A área potencial de cada pixel da RM foi determinada com precisão. A área do tumor foi então reconhecida com o seu pixel relacionado se o cálculo fosse inferior ao limite de potencial adaptável. Descobriu-se que o aumento da massa das imagens tumorais torna este critério de separação particularmente bem sucedido. Finalmente, em contraste com outras áreas com menos peso ou sem peso, a área vizinha tinha mais possibilidades. A eficácia de vários métodos, incluindo os colaborativos, foi avaliada. A base de dados padrão de RM do Brain Tumor Picture Segmentation (BRATS) foi muito utilizada.

De acordo com Joseph et al. (2014), a segmentação por RMN pode ser utilizada para detetar tumores cerebrais. Estava a ser feita investigação ativa sobre o difícil tema da análise de imagens. Foram utilizados métodos de imagiologia médica para encontrar os órgãos internos do corpo. Um tumor cerebral é uma condição perigosa que pode afetar a qualidade de vida de uma pessoa. Ao analisar registos digitais, a separação desempenha um papel crucial na extração de áreas suspeitas. Neste caso, foi sugerido evitar as áreas danificadas pelo agrupamento, ou seja, o agrupamento incorreto que surge inevitavelmente após a segmentação, utilizando o agrupamento de meios K e a filtragem com filtragem morfológica. O método foi descrito como

- A entrada presumida de pixéis de nível de cinzento da imagem de RMN é utilizada para construir as imagens de entrada.
- O passo de pré-processamento envolveu a conversão dos dados RGB em escala de cinzentos.
- O ruído presente foi eliminado utilizando o filtro mediano.

- O agrupamento de médias K foi utilizado para o pré-processamento antes da classificação das imagens, e

- Após os segmentos de agrupamento de meios K, foi efectuada uma filtragem morfológica para evitar as áreas mal agrupadas nas imagens.

Baraiya & Modi (2016) definiram os vários métodos de separação de tumores cerebrais a partir de imagens de RMN, a fim de avaliar a precisão de vários métodos de segmentação. Os resultados do estudo analisam várias técnicas de segmentação em que a precisão é melhorada. O pré-processamento é uma técnica que ajuda a melhorar a precisão da segmentação através da remoção de ruído e de imagens com propriedades semelhantes. A precisão do componente da imagem segmentada e da parte real do tumor foi comparada através de um estudo estatístico para todas as técnicas de classificação, incluindo a limiarização, a área e a fragmentação da zona aquosa. Para todas as segmentações, são efectuados processos de morfologia de modo a produzir imagens segmentadas de elevada precisão.

Com o objetivo de rastrear a diabetes, Franklin e Rajan (2014) exploraram especificamente a separação de vasos sanguíneos na retina. Para a segmentação da retina, foi utilizada uma rede neural sensorial de várias camadas. Na rede neural em que os capilares da retina foram identificados, as entradas são geradas a partir de uma imagem de 3 componentes de cor principais, como o vermelho, o verde e o azul. Na técnica foram utilizadas redes artificiais de neurónios para perceber características como hemorragias e secreções. A presença de retinopatia é percetível neste caso; o avaliador qualificado foi obrigado a empregar uma escala de classificação para a retinopatia da fotografia, o que revelou um grande problema do que a deteção de retinopatia, uma vez que se limita a detetar ajustes como neovascularização, manchas de bolas de algodão, forma estranha e extravasamento perifoveal. Em vez de utilizar uma localização normal das áreas importantes do fundo do olho e a análise de características para encontrar as perturbações, como foi o caso, neste caso, foi utilizada uma rede neural para encontrar os vasos sanguíneos, com base na investigação.

A principal contribuição deste estudo é a categorização de cada pixel na imagem da retina, que é dividida em regiões de vasos e não vasos; para tal, são cruciais exemplos de treino, imagens de segmentação manual e atributos da imagem. Utilizando um classificador e tratando os pixels da imagem como itens com vectores de características para os descrever, a imagem foi segmentada. Na separação, as categorias de imagens vasculares e não vasculares são consideradas como 2 classes, uma das quais contém uma representação de características. Como resultado, o classificador definiu o limite de julgamento entre 2 classes, e o constituinte principal que recebe a representação de características foi combinado. Durante o treino, o conjunto de características não rotuladas foi finalmente classificado como um pixel vascular ou não vascular com base na parte da fronteira de decisão em que deveria ser colocado.

Os métodos de agrupamento K means e fuzzy C mean foram utilizados para criar a técnica de agrupamento apresentada por Abdel-Maksoud et al. (2015). Estas duas estratégias foram sugeridas neste documento para registar o menor tempo de execução e uma maior precisão. O principal objetivo da combinação destas técnicas de clustering foi reduzir a repetição através de uma seleção cuidadosa dos clusters. As fases de pré-processamento, agrupamento, remoção de tumores, contorno e verificação estão entre as numerosas etapas mencionadas. Na fase de pré-processamento, os ruídos indesejados são separados por deconvolução e os limites que não incluíam qualquer informação relevante foram removidos utilizando a técnica de remoção do crânio. Uma vez que a informação indesejada é removida durante o procedimento de redução do crânio, é utilizada menos memória, o que aumenta o período de execução. A separação de limiares é uma técnica importante que separa os objectos de fundo dos objectos de primeiro plano para poupar capacidade de armazenamento e acelerar a execução. As fotografias são divididas em sub-regiões e limites nas características de textura. Foi obtida uma maior flexibilidade utilizando a teoria dos conjuntos de camadas. Como resultado, a imagem segmentada e o terceiro conjunto de dados verdadeiros foram comparados durante a fase de validação.

O algoritmo de segmentação com algoritmo de agrupamento foi descrito por Patel e Doshi (2014) como uma forma de encontrar tumores na RMN do cérebro. Este artigo recomendou a RMN, uma vez que retrata com precisão a anatomia do cérebro. Assim, são analisadas várias abordagens de agrupamento para determinar a estratégia de agrupamento ideal para a extração de características. Devido aos seus níveis de radiação mais baixos, a RMN é normalmente utilizada para identificar tumores cerebrais. Este estudo sugere uma técnica de RMN eficiente para encontrar o tumor.

De acordo com Prastawa e colegas (2004), a segmentação de tumores cerebrais foi automatizada. A identificação do edema e a separação do tumor foram efectuadas imediatamente. A gama de edemas teve implicações substanciais para o diagnóstico, estratégia e terapia. Não foram necessárias imagens com contraste, embora a maioria das técnicas de segmentação de tumores dependa da melhoria de brilho criada com a ajuda de imagens ponderadas em T1 contendo agentes de contraste à base de gadolínio para o trabalho.

Apenas o canal de imagem T2 MR foi necessário para esta tarefa, tendo sido utilizadas imagens sem realce para aumentar a identificação dos tecidos. A segmentação envolve três etapas. Utilizando um mapa cerebral de registo para a modelação de mentes saudáveis, foi localizada a primeira região aberrante. A avaliação da mistura de localização e dispersão do brilho do tecido cerebral típico foi usada para avaliar os atributos de intensidade de vários tipos de matéria. A intensidade da imagem T2 foi então examinada para determinar se o crescimento e o edema estavam presentes em locais aberrantes. Foram utilizadas restrições geométricas e geográficas para identificar as localizações do cancro e do edema. Assim, a classificação foi utilizada em 3 conjuntos de dados contendo informações
sobre as dimensões, localizações, intensidade, formas e realce dos tumores.

Verma et al. (2013) mencionaram o desenho das arestas e os segmentos cerebrais para um diagnóstico exato de um tumor cerebral. A análise de um tumor cerebral produziu resultados de classificação variáveis de um especialista para outro. Até agora, os médicos realizaram estudos utilizando software para deteção de cantos e técnicas de segmentação que podem dividir o cérebro e oferecer padrões de bordas. A investigação sobre a segmentação de imagens médicas foi efectuada para encontrar uma solução para a dificuldade de diagnosticar problemas cerebrais.

Os fundamentos da segmentação e da deteção de cantos foram descobertos como sendo as fases iniciais da categorização de tumores cerebrais no estudo. Ao alterar as técnicas de segmentação que eram importantes, as vantagens e desvantagens tornaram-se claras. Estas técnicas eram importantes porque podiam segmentar uma imagem para utilização em medicina e porque utilizavam a deteção de cantos. A análise da identificação do sensor de tumor na imagem de RMN foi efectuada para ser melhorada. Esta publicação fornece mais pormenores sobre a separação e identificação de tumores cerebrais. A separação foi efectuada em áreas observáveis e os radiologistas avaliaram as ferramentas para o diagnóstico do projeto, a terapia e a observação do tumor. Foi examinado o valor de diagnóstico das várias técnicas, incluindo a RM, a TC e outras. A falta de precisão, o diagnóstico incorreto e a redução dos contactos manuais foram os inconvenientes, que serão corrigidos nas etapas seguintes.

Ahirwar (2013) enumerou os numerosos métodos de segmentação utilizados para separar as partes da imagem. Esta abordagem seria examinada para identificar e classificar uma imagem utilizando várias técnicas. A fim de visualizar o tecido cerebral necessário, as técnicas de segmentação dos investigadores foram discutidas nesta publicação. O cérebro foi dividido nas áreas WM, GM e CSF. A área em redor do tumor foi retratada como a área onde a imagem não ocorre normalmente.

Com a ajuda do SOM e da abordagem neuro-fuzzy, a separação e a caraterização de imagens de RM foram implementadas nesta investigação. Para a recuperação de ADM, GM e LCR, bem como para a localização do tumor no cérebro, que a RM confirmou com 3 imagens normais e anormais, os mapas auto-organizáveis e os esquemas neuro-fuzzy foram acoplados neste caso. Com a observação da vista vertical da imagem, a área da imagem do cérebro foi ainda categorizada. As métricas paramétricas, incluindo a exatidão, a precisão, a capacidade de resposta, a especificidade, o valor preditivo verdadeiro, o valor preditivo falso, a taxa de falsos positivos, a taxa de falsos negativos, o rácio de probabilidade otimista, o rácio de probabilidade negligenciável e a ocorrência de doença, foram examinadas utilizando alguns testes estatísticos.

O gráfico seguinte mostra os tipos de aprendizagem automática.

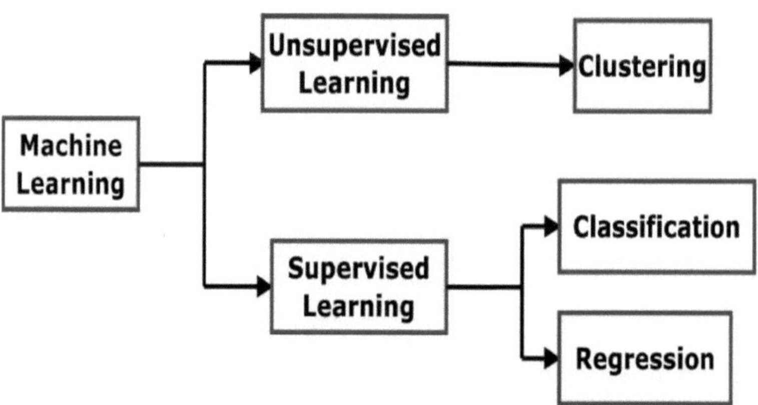

Figura 5.1 Tipos de aprendizagem automática

De acordo com Prajapati e Jadhav (2015), o método de segmentação foi utilizado para identificar precocemente um tumor cerebral. A segmentação de um tumor cerebral foi um procedimento inicial crucial tanto para o planeamento da radioterapia como para o diagnóstico do tumor. Embora tenha havido numerosas metodologias para segmentar tumores cerebrais, o desenvolvimento de técnicas de segmentação para avaliar o tumor foi um esforço emocionante, uma vez que as imagens de ressonância magnética de tumores cerebrais revelam aspectos complicados, como a elevada variabilidade na prevalência do tumor e os limites ambíguos do tumor. Para resolver os problemas, foi sugerida uma nova técnica de limiarização local automática. Aqui, a divisão do tumor foi considerada uma questão de categorização. Além disso, o aparecimento de várias categorias em cada voxel foi classificado utilizando o método baseado em projeção de propriedade local. O objetivo das previsões locais independentes para LIPC considera a localidade.

Sivaramakrishnan & Karnan (2013) apresentaram a segmentação e a categorização de imagens de RMN. Encontrar um tumor cerebral era uma tarefa crucial. As partes do corpo foram fotografadas utilizando um exame de ressonância magnética (MRI), que fornece um diagnóstico preciso. O método atual utiliza o K-Vizinho Mais Próximo para distinguir entre imagens normais e anormais. Utilizando o agrupamento e a distribuição Fuzzy C-means, este artigo forneceu uma técnica eficaz para identificar regiões contendo tumores em imagens cerebrais.

Com a utilização da análise de componentes fundamentais, que foi empregue para diminuir as dimensões do coeficiente da forma de onda, o método proposto calcula a distribuição da intensidade e o decaimento da imagem. O método de agrupamento Fuzzy C-means no esquema detecta os grupos de centróides constituídos por tipos de evidências de tumores cerebrais a partir de imagens de RM. É apresentada a região do tumor que foi excluída da segmentação.

Atualmente, é possível efetuar o diagnóstico, a prevenção e o tratamento precoces da doença cardiovascular graças à tecnologia de imagiologia avançada. A importância das técnicas de imagiologia na avaliação da doença da artéria carótida será abordada em pormenor nesta parte, com destaque para a análise, identificação e caraterização da doença aterosclerótica.

Uma variedade de métodos de imagem, tais como angiografia, ultrassom intravenoso (IVUS), angioscopia, tomografia de coerência ótica, ressonância magnética, etc., são utilizados para encontrar placas de aterosclerose. Com o auxílio dessas técnicas, podemos entender melhor a base histológica da aterosclerose e criar medidas preventivas para eventos cardíacos agudos. Shi et al. (2005) apresentaram uma melhoria ao IVUS atual como método de identificação de placas susceptíveis. Oferece vistas de passagem tomográfica do vaso e permite a avaliação em tempo real do diâmetro da placa e da região do lúmen.

Hasegawa & Kanai (2006) apresentaram uma técnica simplificada de phased-tracking para a remoção de artefactos, de forma a melhorar a avaliação da alteração ínfima da espessura da parede arterial provocada pelo pulso. Existem apenas dois sons dominantes do fluxo luminoso e opções para o controlo da veia jugular de um doente saudável. Neste caso, a ultrassonografia só pode ser utilizada para determinar a alteração da espessura global da íntima-média. Para diminuir estes artefactos, os autores ajustaram a metodologia de atribuição de componentes deste método e a densidade necessária.

Uma abordagem inversa para determinar a flexibilidade local das placas cardíacas ateroscleróticas foi proposta por Baldewsing et al. (2008). Eles discutiram a modulografia IVUS, uma técnica automática para recriar a dispersão da elasticidade de diversas placas cardíacas ateroscleróticas. A entrada para a sua técnica é a dispersão de tensão observada ou elastograma. O seu método pode calcular a carga total dos elementos trombogénicos moles de risco. Na sua estratégia, misturam a modulografia IVUS e a elastografia IVUS. Em conclusão, este método tem boas hipóteses de se tornar uma modalidade abrangente para identificar placas, aceder a dados sobre a sua propensão para a rutura e visualizar a composição elastoplástica heterogénea dessas placas.

Na sua revisão de 2012, Saba et al. examinaram várias técnicas de imagiologia para a veia jugular que avaliam alterações para além da constrição luminal, como o aparecimento de lesões ateroscleróticas, a parede vascular e os tecidos circundantes. A utilização do eco-doppler a cores ultrassónico para monitorização não invasiva é um método fiável e económico. É amplamente reconhecido como a técnica de imagiologia aprovada para o diagnóstico inicial da doença da bifurcação vascular. Este método não invasivo, moderno e tradicional pode ser utilizado rapidamente, é facilmente acessível e pode ser realizado por um preço justo.

Apesar da falta de dados subjacentes intrínsecos à imagem de modo B de ultrassom in vivo, Zahnd et al. (2012) desenvolveram uma modelagem genuína de várias camadas da artéria carótida comum para avaliar a precisão de várias abordagens de computação. Para avaliar a correção do seu modelo, utilizaram duas modelações computacionais: uma abordagem de segmentação e uma técnica de correspondência de blocos. Com base nos resultados, chegaram à conclusão de que a sua abordagem pode servir como uma forma exacta de medir a precisão das ferramentas computacionais. Os resultados mostraram uma boa precisão técnica em comparação com a norma e são consistentes com os níveis aceitáveis num ambiente clínico.

Hasegawa & Kanai (2008) utilizaram a formação de feixes paralelos para adquirir ecos de RF a uma taxa de quadros mais elevada (3472 Hz), permitindo a monitorização simultânea da tensão da parede da artéria e da circulação sanguínea. A correlação entre os sinais de RF foi utilizada para seguir o movimento global da parede da artéria durante o cálculo da tensão, e os períodos dos sinais de RF foram subsequentemente utilizados para estimar a dispersão deslocada no teto. A tensão da parede de uma artéria carótida e o fluxo sanguíneo também foram visualizados com sucesso in vivo. Concluíram que a informação fornecida pelo método sugerido seria útil no diagnóstico da aterosclerose.

Um modelo de AVC para estenose da artéria carótida foi criado por Smolen et al. em 2007. Para prever a vida livre de AVC e a morte de uma coorte de indivíduos assintomáticos com constrição significativa da artéria carótida submetidos a tratamento médico moderno, foi utilizada a microssimulação com características uniformes descontínuas. Ao contrastar as aptidões e capacidades previstas e reais do modelo sem AVC e as frequências de AVC de uma amostra de participantes comparáveis, certificaram a abordagem. Para um braço hipotético tratado medicamente da última experiência de revascularização carotídea registada, o modelo verificado previu a mortalidade sem AVC.

Levy et al. recomendaram o tratamento da doença da artéria carótida que é mais eficaz (2008). Segundo as estimativas, a doença das artérias extracranianas é responsável por cerca de 25% dos acidentes vasculares cerebrais hemorrágicos. O critério para o rejuvenescimento da carótida é a endarterectomia carotídea (CEA), no entanto, a angioplastia e stenting das artérias carótidas (CAS) está a tornar-se uma forma mais segura e eficaz de evitar acidentes vasculares cerebrais. Chegaram à conclusão de que os clínicos devem fazer um esforço para realizar estudos clínicos cuidadosamente pensados, a fim de aumentar o conhecimento e a aplicação prática dos procedimentos percutâneos e abertos para a revascularização cerebral extracraniana.

Com ênfase nos avanços mais recentes na compreensão da função do CAS, White (2010) analisou a situação atual das estratégias de revascularização para minimizar o AVC em pessoas com doença da aorta extracraniana. Não parece mais lógico citar os melhores resultados de tratamento na medicina. Ainda está em debate se o CAS ou o CEA desempenham o melhor papel na prevenção de AVC. De acordo com os dados acumulados de milhares de doentes de alto risco cirúrgico para os quais a revascularização da artéria coronária foi recomendada para a prevenção de AVC, o CAS é o procedimento preferido num cliente adequado que pode ter a operação realizada numa instalação respeitável por um intervencionista respeitável.

CAPÍTULO *6*

EXTRACÇÃO DE SEGMENTAÇÃO E CARACTERÍSTICAS

No reconhecimento de imagens, a segmentação é frequentemente um passo essencial. No diagnóstico por imagem, a separação de objectos deformáveis é uma questão frequentemente utilizada. Ao separar e quantificar a dimensão do lúmen e a espessura da parede íntima-média, por exemplo, as placas ateroscleróticas da carótida são calculadas a partir de imagens de US. Normalmente, esta tarefa é efectuada à mão. No entanto, como o traçado manual consome muito tempo, várias equipas de investigação concentraram-se na criação de operações morfológicas semi-automatizadas e automáticas.

As avaliações manuais por ultra-sons das paredes arteriais cerebrais humanas são ineficazes e sujeitas a variações entre observadores. Uma abordagem automatizada sugerida por Liang et al. (2000) atenua estes problemas. Para encontrar o limite, utilizaram técnicas de otimização multi-escala. Há menos considerações humanas envolvidas na definição dos limites. Para permitir que a máquina processe fotografias de qualidade variável, os autores integraram nela a inteligência humana sobre a imagem da artéria. A avaliação do dispositivo revela uma diminuição da variabilidade inter-observador e do tempo total de análise.

A espessura da camada íntima cerebral na proximidade do limite do lúmen do endotélio é o principal sinal de aterosclerose. Esta espessura pode afetar apenas uma pequena secção de uma artéria, caso em que é designada por placa. A espessura da íntima-média pode ser medida para a detetar e avaliar. Liguori et al. (2001) apresentaram um sistema para medir automaticamente a IMT da carótida, baseado no processamento digital de sinais de imagens de ultra-sons. Os seus resultados demonstram que a automatização do processo de identificação e medição permite uma excelente repetibilidade e precisão nas observações da IMT, independentemente da competência do operador humano.

De acordo com Xiao et al. (2002), um dos equipamentos de diagnóstico mais frequentemente utilizados para uma variedade de fins clínicos é a imagem de ultra-sons em modo B. O doente corre menos riscos para a sua saúde porque as imagens são fornecidas em tempo real e o custo do exame é mínimo em comparação com outras técnicas de imagiologia. Os investigadores testaram uma técnica para segmentar imagens de US de intensidade de vídeo, corrigindo simultaneamente as distorções de atenuação. O método é invulgar na medida em que rotula as regiões da imagem de acordo com os seus dados de intensidade exactos e elimina as distorções da imagem US utilizando uma mistura de observações máximas a posteriori e observações aleatórias de Markov no terreno.

Brusseau et al. criaram uma técnica totalmente automática para a separação do contorno luminal em imagens de ultrassom intracoronário (2004). A sua base é um contorno com atributos prévios que mudam ao longo do tempo de acordo com os dados de brilho da textura ultra-sónica, que são tipicamente distribuições de Rayleigh. Os autores examinaram as diferenças absolutas médias entre os contornos gerados automaticamente e os criados manualmente por dois médicos. Os resultados mostram que o desvio entre as médias dos contornos automáticos e manuais é de pequena amplitude e mal excede o erro entre peritos.

Plissiti et al. (2004) criaram uma técnica automatizada que pode ser aplicada a uma série de imagens de IVUS para identificar as margens do lúmen e da adventícia medial. A modelação deformável e as redes neurais de Hopfield foram utilizadas para otimizar a função de energia. Como resolveram os problemas com áreas calcificadas, artefactos de imagem e poluição, o seu método tem vantagens sobre outras técnicas. Ao comparar o resultado do seu sistema com estimativas manuais de limites, autenticaram-no. Os resultados da validação demonstram que a sua técnica está entre as mais eficazes e fiáveis para a separação IVUS.

Yan e Kassim (2006) descreveram uma técnica para obter os contornos dos órgãos a partir de imagens médicas e segmentá-los utilizando modelos deformáveis de trajectos mínimos combinados com a previsão estatística de formas. Os limites das estruturas foram tomados em consideração como trajectos mínimos. Os caminhos são avaliados através de um método de segmentação sofisticado chamado "worm", e o caminho mínimo é então descoberto. Para conseguir uma segmentação mais fiável, foram integradas informações prévias sobre a estrutura. As inadequações do modelo deformável atual foram ultrapassadas pela estrutura da técnica proposta, que foi eficazmente utilizada para segmentar uma variedade de imagens médicas.

Para a separação da fronteira distante da ACC, Delsanto et al. (2007) criaram a técnica de Extração de Camadas Totalmente Independentes do Utilizador (EULEX). Ao contrastar os contornos traçados manualmente com os gerados automaticamente pelo CULEX, a precisão da segmentação é avaliada. O método pode ser aplicado com sucesso na prática clínica para dividir com precisão as paredes distantes na ACC em imagens de ultrassom em modo B, de acordo com os resultados. O erro de segmentação é, em média, inferior a 1 imagem. O sistema identifica os limites da barreira íntima e média numa perspetiva clínica. No entanto, devido à fraca qualidade da imagem, a precisão do limite da área de trabalho na presença de dispersão e absorção substanciais de sangue é baixa.

Com base na normalização e na filtragem de redução do speckle, Loizou et al. (2007) analisaram uma solução integrada para a separação da placa aterosclerótica em imagens de ultrassom da veia jugular. Utilizaram o vetor de gradiente de fluxo de serpente, Williams e Shah, Balloon, Lai e Chin, e quatro outras técnicas de segmentação de serpente. A seletividade e a sensibilidade dos métodos de segmentação foram avaliadas utilizando a análise dos parâmetros de funcionamento do recetor (ROP). Obtiveram um desempenho satisfatório, com a abordagem de separação de serpentes de Lai e Chin a apresentar o melhor desempenho.

Nascimento & Marques (2008) abordaram o reconhecimento e rastreamento de objetos em imagens de ultrassom usando monitores robustos de múltiplos modelos. Utilizaram um algoritmo robusto para monitorizar a borda do ventrículo esquerdo numa série de imagens de ultrassom que pode lidar com numerosas dinâmicas e observações defeituosas ao mesmo tempo. Um banco de sistemas dinâmicos de comutação, capaz de representar dinâmicas complicadas de movimento e forma, é utilizado para explicar a evolução das variáveis de estrutura e movimento. Descobriram que o método sugerido prevê com precisão e sem perder o foco os contornos ventriculares em imagens de ultrassom que foram manchadas por distorções de manchas e outliers.

A fim de calcular várias características dinâmicas desse órgão, como as distribuições de elasticidade, Destrempes et al. (2009) segmentaram a IMT do seio carotídeo. Para descrever a ecogenicidade da área de interesse, que inclui as paredes da íntima-média, os lúmens e a íntima na imagem de ultrassom em modo B, eles combinaram três distribuições de Nakagami. Esta abordagem funciona eficazmente num contexto semi-automático com uma preparação manual mínima. Eles afirmam que, no caso de carótidas doentes, os componentes semi-automáticos produzidos pela técnica recomendada estão dentro da diversidade das separações manuais de dois especialistas.

Vukadinovic et al. (2010) sugeriram uma nova técnica para calcular os vasos sanguíneos da artéria carótida em informações de angiogramas de tomografia computorizada. A primeira fase do método é a segmentação de canais baseada em conjuntos de níveis, que é iniciada com três localizações de sementes nas artérias carótidas, na artéria carótida interna e nas artérias externas. A segunda fase envolve a deteção e classificação automáticas de áreas de cálcio dentro da parede vascular, utilizando uma variedade de características e uma arquitetura Gentle-Boost. A terceira fase utiliza esta mesma arquitetura Gentle-Boost com um conjunto diversificado de atributos de imagem para classificar imagens fora da região do lúmen como vasos sanguíneos ou fundos.

Kyriacou et al. analisaram uma série de técnicas de análise de imagens de placas (2010). Reviram as muitas técnicas de extração e categorização de características texturais que têm sido utilizadas para a análise de imagens de placas ao longo dos anos, examinaram os procedimentos clínicos para a captura de imagens e definiram técnicas para a separação de imagens e remoção de ruído. Eles chegaram à conclusão de que a fase de implementação do ultrassom 2D é o foco principal do processamento de imagens de placas. A compreensão da morfogénese da placa cerebral pode ser utilizada para extrair dados de tamanho e estrutura 3D.

Dois tipos de estratégias de segmentação foram sugeridos por Molinari et al. (2010a). As abordagens para medições do IMT assistidas por computador estão incluídas no sistema integrador do Grupo 1, enquanto os procedimentos para a separação de barreiras CA no Grupo 2 são totalmente independentes do utilizador e totalmente automatizados. As medições da EIM são principalmente o foco dos algoritmos do grupo 1, que funcionam sob a orientação de um condutor humano. Consequentemente, os resultados da medição do IMT do grupo 1 são superiores aos do grupo 2, porque o IMT é frequentemente efectuado sob orientação humana numa área da imagem em que o ruído é mínimo e não há artefactos. Concluem que o envolvimento do utilizador é, sem dúvida, vantajoso para a eficiência da medição.

A fim de avaliar a tensão das placas ateroscleróticas e estabelecer limites para o cálculo de características como o deslocamento da placa e as distribuições de elasticidade, Destrempes et al. (2011) segmentaram placas ateroscleróticas. Uma restrição de coesão espácio-temporal no prior de uma rede bayesiana incorpora a previsão de placas de segmentação com base em estimativas de campo de deslocamento. As placas nos primeiros quadros do vídeo devem ser segmentadas manualmente de acordo com o método recomendado. De acordo com os seus estudos, as categorias semi-automáticas desta técnica de placas nas artérias carótidas internamente proximais superam as técnicas de segmentação mais avançadas.

Para a determinação automática e quase automática de limites a partir de imagens de ultrassom, vários métodos foram documentados na literatura. A propagação de conjuntos de níveis foi utilizada por Belaid et al. (2011) para registar o limite do ventrículo esquerdo. O algoritmo é resistente a artefactos de atenuação graças à utilização, na abordagem sugerida, de uma nova componente de velocidade dependente das fases locais e da orientação localizada obtidas a partir dos sinais monogénicos. A maior resistência deste método à força das homogeneidades é uma vantagem fundamental. Os resultados obtidos em dados artificiais e reais demonstram que a estratégia sugerida pode lidar eficazmente com a distorção e identificar fronteiras de baixo contraste.

Bastida-Jumilla et al. (2013) desenvolveram uma abordagem informática totalmente automatizada baseada na análise de imagens ultra-sónicas e numa aplicação de resposta de frequência de contornos activos com o objetivo de reduzir a variação subjectiva e inter-observador da avaliação do IMT. Os contornos são implementados numa resposta em frequência, o que resulta em benefícios computacionais significativos, e é esta caraterística que distingue o método proposto dos sistemas anteriores baseados em répteis. Uma B-spline cúbica é a função de estrutura que foi utilizada nesta investigação. Esta forma foi escolhida devido à sua excelente eficiência e às arestas finas que cria.

Um estudo efectuado por Loizou et al. (2009) analisou uma técnica automatizada para medir a MT e segregar a camada íntima e média. A fim de segmentar e analisar automaticamente a IMT em imagens de ultrassom do CCA, este estudo desenvolveu e avaliou os principais componentes de uma serpente. Também se analisou como a idade afectava esta variação. Verificou-se que o ponto médio da escala de cinzentos e outras características texturais que foram obtidas a partir dos vários níveis da ACC têm significado prognóstico para a estimativa de eventos cardiovasculares. Os autores recomendaram a ligação do IMT carotídeo padrão a variáveis de risco como o tabaco, a tensão arterial, os indicadores inflamatórios e o colesterol.

Molinari et al. (2010) também apresentaram um extrator de camadas totalmente automático que utiliza uma técnica integrada para a separação e a medição do IMT das paredes carotídeas em imagens de ultra-sons. Os distúrbios vasculares cardiovasculares e cerebrais estão em risco devido a um aumento da rigidez arterial carotídea normal. O exercício de resistência tem sido associado tanto a um aumento como a uma diminuição da pressão arterial. Shen et al. (2014) analisaram os efeitos a curto prazo do treino de força dos membros superiores e/ou inferiores na hemodinâmica localizada e na rigidez popular da artéria carótida.

Utilizando características texturais, Arivazhagan et al. (2013) identificaram as doenças foliares e classificaram as áreas foliares infectadas. O software foi utilizado para descobrir a classificação automática e a identificação de doenças foliares de plantas. O modelo de classificação estabelecido tinha quatro etapas: conversão do quadro de cores da imagem RGB de origem, crescimento e expansão de um limiar específico que vale a pena esconder e separar as imagens verdes, categorização de progressão, cálculo de textura estatística para as secções mais vantajosas e extração de características e transmissão para a classificação. As imagens de folhas captadas foram convertidas no esquema HSI. As matrizes de coocorrência produziram os parâmetros exactos, incluindo o contraste, a potência, a homogeneidade local, a sombra e a significância. As doenças das plantas foram descobertas através das características fundadoras que são úteis. A eficácia dos algoritmos previstos demonstrou um reconhecimento e uma classificação bem sucedidos dos agentes patogénicos examinados nas plantas com maior precisão. A validade da metodologia proposta foi verificada por investigações numa recolha de dados de mais de 500 tecidos foliares.

Woniak et al. (2014) criaram um sistema híbrido de avaliação de diferentes sistemas de classificação. O objetivo desta experiência era classificar padrões agrupando vários algoritmos de classificação, que foram desenvolvidos utilizando os mesmos modelos ou modelos diferentes com base em métodos de construção de colecções de dados. Em várias fases de superação das limitações das técnicas antiquadas dos modelos de classificação, estas configurações foram efectuadas através da fusão de resultados de classificação eficazes. O Sistema de Classificadores Múltiplos (SCM) na perspetiva dos Programas Inteligentes Híbridos foi o tema do relatório mais recente deste estudo. O estudo abordou as questões mais significativas, como a variedade e os processos de convolução, e deu aos leitores uma imagem do leque de propostas atualmente em curso. O agrupamento de classificadores descrito não era um método autónomo para a criação de redes de classificadores híbridos. Por exemplo, foram utilizados os seguintes métodos para mostrar o potencial da hibridação:

- Combinação dos dados não processados de várias bases de dados numa única fonte, após o que o classificador é treinado.
- Combinando a informação bruta com técnicas especializadas e
- Através dos procedimentos de aprendizagem automática, a integração

das enormes contribuições anteriores e os modelos de categorização são devolvidos.

As dificuldades acima referidas, relacionadas com a privacidade dos dados, o cálculo e a eficiência da memória, foram objeto de reflexão.

De acordo com Jermyn et al. (2013), os actuais avanços nas imagens NIR melhoraram as técnicas de aproximação das restrições ópticas. As técnicas multimodais apresentadas neste artigo combinam modalidades de imagiologia tradicionais com tecnologia de infravermelhos próximos. Nesta técnica, são adquiridos modelos anatómicos de imagens de RM, TC e ultra-sons para orientar a recuperação da arquitetura ótica; estas técnicas são habitualmente utilizadas no procedimento. No entanto, a incorporação destas fontes de dados requer uma série de programas de software, um poder de computação significativo e um investimento de tempo significativo. Consequentemente, o valor da malha para a reconstrução da imagem ótica é insatisfatoriamente baixo, o que representa, na realidade, um obstáculo significativo para os estudos sobre a análise multidimensional de imagens NIR.

O estudo propôs uma tecnologia de imagiologia automatizada e serviços de comunicação na fragmentação da pilha de imagens médicas, uma nova máquina de malha tridimensional melhorada para a imagiologia NIR multidimensional, e estas competências comunicadas num único sistema de software com um resultado eficaz, a fim de resolver estas questões. O tempo de conclusão e a malha permitem alcançar a partilha da utilização multifuncional de NIR no tórax, cérebro, pâncreas e pequenos animais foram avaliados nesta investigação. Esta abordagem reduz o tempo de execução por um fator de 5 e melhora a qualidade da malha.

De acordo com Benaichouche et al. (2013), uma metodologia de segmentação eficaz emprega a técnica fuzzy C means para a introdução e otimização de clusters. Esta abordagem inclui 3 fases de melhoria contínua, nomeadamente

- Utilizar o PSO para iniciar a categorização dos pixels.
- No procedimento de segmentação, foram adicionadas informações e Mahalanobis.
- O pixel que foi incorretamente identificado foi reclassificado utilizando o método de pós-segmentação.

Este estudo demonstrou que o agrupamento de meios Fuzzy C produz resultados superiores quando a segmentação é efectuada utilizando estas três técnicas. Assim, ao empregar uma técnica de agrupamento espacial melhorada para a classificação de imagens, foi produzido um melhor resultado na segmentação.

A técnica de segmentação de imagens baseada na limiarização para determinar com precisão a área de interesse foi explicada por Sujji et al. (2013). A técnica de segmentação foi construída sobre as partes da imagem que não foram afectadas pelos pixels. Estas estratégias utilizam

- Identificação baseada em limiares
- Identificação baseada em bordas como método de segmentação.
- Segmentação com base na localização
- Agrupamento e
- Correspondência

Apenas 2 classes foram criadas com este método e as fotografias multicanais não foram suportadas. A distorção e a homogeneidade do brilho na estratégia de limiarização foram mínimas. Com base no software que foi escolhido como um ou uma combinação de procedimentos, foi obtido o resultado pretendido. Os procedimentos são claramente ilustrados na imagem seguinte:

Balla-Arabé et al. (2013) utilizaram o agrupamento fuzzy e a abordagem lattice Boltzmann para identificar o procedimento de segmentação eficaz para gerar um conjunto de níveis rápido e robusto. Devido à quantidade de afiliação do pixel dinâmico que foi apresentada sobre este contorno em evolução, este estudo forneceu um método para impedir a formação do contorno. Estes processos foram efectuados utilizando matrizes de partição FCM, e a equação de limiarização foi resolvida utilizando uma abordagem Lattice Boltzmann simples e altamente completa, permitindo implementações eficientes em GPU.

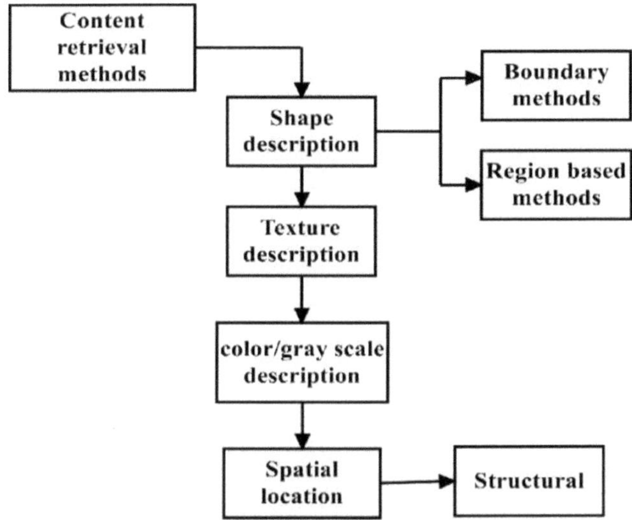

Figura 6.1 Métodos de segmentação

Esta abordagem teve um bom desempenho em termos de rapidez, de eficácia na deteção da intensidade da homogeneidade, de correção, de resistência ao ruído e de competência, independentemente dos contornos iniciais. A falha reside no facto de este estudo não ter sido realizado em paralelo, o que teria produzido resultados superiores.

De acordo com Liu et al. (2014), foi feita uma revisão dos métodos de segmentação baseados na teoria dos grafos. A fim de identificar objectos de interesse significativos dentro de uma imagem, este trabalho avaliou as abordagens teóricas de rede para a segmentação de imagens. Os múltiplos subgrafos foram formados pela divisão da estrutura. As notações comparáveis destes métodos são divididas nas seguintes classes.

- Técnicas baseadas em árvores de pequena dimensão
- Técnicas de corte de gráficos utilizando funções de custo,
- Métodos baseados em cortes de grafos (modelos de campos aleatórios de Markov) e
- Métodos com trajectórias óptimas

Da mesma forma, existem numerosas técnicas que incorporam um dos métodos acima mencionados. Para cada uma das categorias acima enumeradas, foi apresentada uma justificação técnica.

Entre os 5 directórios encontram-se

- Variação da informação (VI)
- Erro de coerência global (GCE)
- Erro de deslocamento de fronteira (BDE)
- O índice probabilístico de Rand (PR) e

Para a avaliação mensurável, foi utilizado o índice Normalized Probabilistic Rand (NPR).

De acordo com Tomar & Agarwal (2013), o agrupamento hierárquico foi empregue em métodos de extração de dados mesmo quando apenas uma pequena quantidade de dados podia ser obtida, porque não era necessária a configuração prévia do agrupamento; no entanto, a realização da técnica mudou à medida que o tamanho do conjunto de dados aumentou. A amostragem aleatória foi utilizada para ultrapassar estes problemas e reter facilmente os dados. Este método utilizou um classificador depois de avaliar o seu desempenho utilizando conjuntos de dados que foram divididos em conjuntos de teste e de treino. A amostra de teste foi utilizada para avaliar o desempenho do classificador; para reduzir a complexidade, foi aplicado o método de validação - em que todas as entradas do conjunto de dados foram utilizadas tanto para a formação como para o teste.

Para efeitos de cálculo do tempo, Velmurugan (2014) baseou a sua análise na eficácia das técnicas de classificação k-means e fuzzy c-means. Foram recolhidos mais dados para identificar novas relações de correlação e correlações. Nos métodos de extração de dados do mundo real, a análise de clusters constituiu o principal método de análise de dados.

A distância entre a posição do servidor e os seus companheiros foi reestruturada depois de os dados terem sido processados. O resultado demonstrou que o método fuzzy C means melhorou em termos de exatidão e de eficiência de cálculo.

Foram utilizados vários métodos para detetar o tecido cancerígeno de um pulmão, com os subsequentes métodos de pré-processamento de imagens de Kumar et al. (2016) a demonstrarem que o reconhecimento da doença pulmonar através da análise de imagens era um instrumento fundamental para o diagnóstico.

- Filtro de Gabor
- Partição de imagens por watershed partitioning e outras técnicas.
- A utilização do MATLAB para a extração de características

O trabalho produziu um ficheiro de saída em formato JPEG utilizando várias imagens de tomografia computorizada (CT) do pulmão como dados de entrada. Quando a eficácia da técnica foi avaliada, a segmentação por watershed apresentou melhores resultados do que outras técnicas de segmentação para identificar células cancerígenas do pulmão.

Para a categorização de imagens de radar de abertura sintética métrica polar (PolSAR), Ma, Shen et al. (2014) criaram uma estratégia de ponta orientada para objectos que combina uma disposição baseada em pixels e uma técnica de segmentação. Foi utilizada uma estratégia electiva não oficial no classificador baseado em píxeis para combinar vários classificadores e contornar os inconvenientes da estratégia electiva convencional. Os resultados do estudo destinaram-se a imagens SAR polarimétricas de 2 quadras. A estrutura organizacional pretendida recuperou as precisões de categorização após a compilação dos vários classificadores, e forneceu os mapas de classificação através de regiões padronizadas adicionais, absorvendo as características espaciais, anteriormente ligadas à categorização baseada em píxeis. Através da organização de segmentos multi-escala, foi alcançada uma série de precisão de previsão para mostrar que esta estratégia era superior às técnicas orientadas para o objeto previstas.

A fim de avançar na categorização do sinal EMG com precisão, Subasi (2013) desenvolveu uma nova estrutura PSO-SVM. Envolveu a variável das definições do kernel na abordagem de formação SVM, que influencia expressamente a precisão da classificação. As experiências foram acompanhadas por uma classificação de normal, neuropatias ou miopatia com base nos dados EMG. Para utilizar a Transformada de Wavelet Discreta (DWT), os dados EMG foram divididos em sub-bandas de frequência e, estatisticamente, os atributos foram subtraídos a partir das sub-bandas para representar o fornecimento de wavelets na técnica sugerida.

Os resultados obtidos demonstraram claramente a superioridade do SVM, e a sua metodologia foi comparada com os métodos tradicionais de aprendizagem baseados em mecanismos. Foi ainda recomendado que as melhorias significativas adicionais na precisão da classificação fossem efectuadas utilizando o modelo de classificação PSO-SVM mencionado. O PSO-SVM foi desenvolvido utilizando uma ferramenta bem estruturada. Como resultado, as numerosas SVMs foram eficazmente utilizadas para o diagnóstico de doenças neuromusculares pela SVM essencial ao PSO.

Os tipos de classificação de imagens são apresentados de seguida.

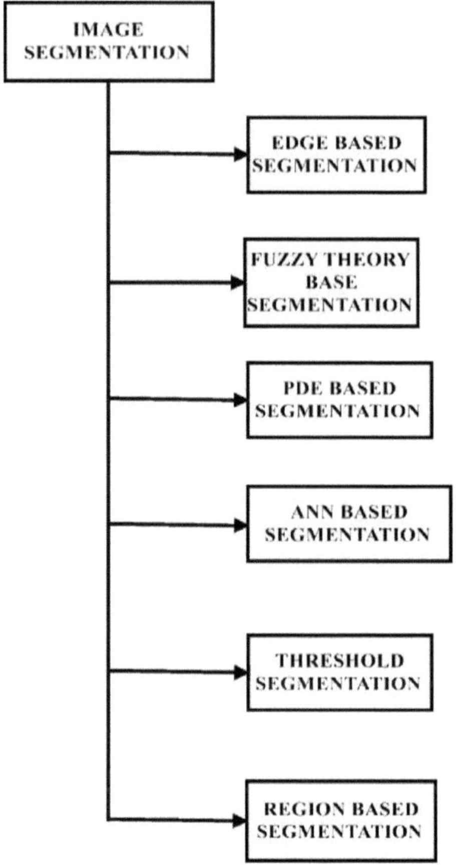

Figura 6.2 Tipo de segmentação de imagens

CAPÍTULO 7

DIAGNÓSTICO DE IMAGENS MÉDICAS

Um algoritmo de fusão de características profundas para diagnosticar o cancro da mama foi demonstrado por Antropova et al. (2017) utilizando conjuntos de dados de três modalidades de imagiologia diferentes. Devido aos conjuntos de dados limitados, aos tempos de computação prolongados e aos requisitos extensivos de preparação de imagens, as técnicas de aprendizagem profunda para radiómica/diagnóstico assistido por computador (CADx) são normalmente proibidas. Ajustando a eficácia das redes neurais convolucionais (CNN) de dados de treino com a ajuda de arquitecturas radiónicas já existentes para extrair um conjunto de características de nível baixo a médio, o objetivo da abordagem foi desenvolver um método CADx mamário que resolvesse os problemas acima mencionados. Para testar a metodologia sugerida, foram utilizadas três modalidades de imagiologia - ultra-sons, mamografia completa em linha e RMN com aumento da relação de contraste. Quando comparadas com outras abordagens CADx de carcinoma atualmente em uso, a análise ROC revelou que as técnicas baseadas na fusão constituíam o principal desenvolvimento no que diz respeito à AUC. Em contraste com as abordagens actuais, foi desenvolvida uma abordagem CADx mamária única que pode ser aplicada com maior eficácia na definição de lesões mamárias.

A eficiência da aprendizagem profunda foi comprovada por Greenspan et al. (2016). Este estudo concentrou-se sobretudo em técnicas e aplicações de aprendizagem profunda. A técnica de aprendizagem profunda, que tem mais planos para graus mais elevados de abstração e melhor processamento de informação, reforçou as redes neurais artificiais. As redes neurais convolucionais (CNN), que provaram ser ferramentas poderosas, foram usadas para realizar uma gama maior de tarefas envolvendo visão computacional. Eventualmente, as CNN profundas foram utilizadas para ajudar a aprender os conceitos de nível médio e elevado. As características padrão eram a localização e a identificação eficazes do item extraído das CNNs. Uma área em que as CNN e outras técnicas de aprendizagem profunda estavam a ser estudadas recentemente foi a introdução da análise de imagens médicas. A análise de imagens médicas seria utilizada em aplicações mais alargadas para resolver os problemas.

A eficácia das técnicas de fusão de imagens hiperespectrais baseadas em contornos let foi examinada por Choi et al. (2013). Este estudo explorou a existência de três tipos distintos de contours let transforms utilizando a localização de frequências agudas.

- Deixar o contorno original mudar,

- Os contornos sem amostragem permitem a transformação e

- Permitir a alteração dos contornos

As duas últimas transformações foram concebidas para ultrapassar os principais problemas da primeira transformação de contorno. A compreensão das suas capacidades na fusão de imagens hiperespectrais foi crucial e benéfica. O resultado comparativo demonstrou que as duas últimas transformações superaram a transformação de base do contorno em termos de melhoria da resolução espacial e de manutenção dos dados espectrais. As imagens de base da forma de onda e do contour let revelaram as diferenças entre as duas transformações. Foi simples compreender as qualidades das curvas de nível nesta imagem de base, nomeadamente a forma como estas prejudicaram o conjunto superior de ângulos e padrões. Como resultado, foram eficazes a fotografar formas geométricas e curvas suaves. Os resultados da NSCT foram melhores em termos de apresentação espacial, e as bandas espectrais e a CTSFL tiveram bons resultados.

Utilizando abordagens baseadas em CAD, Sharma et al. (2013) demonstraram uma forma eficiente de diagnosticar a imagem. Tem havido rápidos avanços na engenharia informática para a clareza das imagens, o que ajuda no diagnóstico precoce de doenças. Este artigo examinou dois exemplos de conceção e melhoramento CAD. Para diminuir as diferenças entre placas ateromatosas carotídeas sintomáticas e não sintomáticas, utilizou-se primeiro a abordagem ANOVA para avaliar os vectores de padrões de textura e movimento de cada placa. As características foram agrupadas em duas classes utilizando a abordagem fuzzy C means. Subsequentemente, as amostras de tecido das imagens de tomografia computorizada foram examinadas para diagnóstico, incluindo saudável, quisto hepático, êmbolo e cancro do fígado. Foram obtidos cinco conjuntos baseados em texturas para cada lesão. A solução de componentes baseada no algoritmo evolutivo foi utilizada para identificar as características mais bem seleccionadas. Assim, a rede neural e o conjunto de características escolhido trabalharam em conjunto para cumprir a tarefa de classificação.

De acordo com El-Dahshan et al. (2014), a utilização do classificador Neuro-

Fuzzy Inference Engine permitiu o diagnóstico preciso do cancro do colo do útero. A utilização das características do esfregaço de Papanicolaou é baseada em classificadores de sistemas de inferência fuzzy adaptativos, o que foi conseguido. Este estudo demonstrou a utilização dos esfregaços de Papanicolaou como ferramenta de rastreio para a deteção e o diagnóstico do cancro. Foram utilizadas imagens das vértebras cervicais de um exame Papanicolau para procurar irregularidades nas amostras de tecido. Estes processos incluíram o pré-processamento, a extração de características, a segmentação da região do núcleo e a categorização. Utilizando procedimentos morfológicos, o núcleo do tumor displásico foi dividido e foram recuperadas características como níveis de cinzento, wavelet e GLCM (matrizes de coocorrência de níveis de cinzento). Então, utilizando os classificadores ANFIS (Adaptive Neuro Fuzzy Inference System), as características recolhidas foram treinadas e

classificados. A análise da investigação produziu um sistema de categorização superior, bem como um novo algoritmo que identifica facilmente o cancro do colo do útero. No que diz respeito a métricas variáveis como a sensibilidade, a seletividade e a precisão para as estruturas displásicas que as compõem, o método proposto pelo autor supera as metodologias já em uso.

Para obter resultados bem-sucedidos, Mendonça et al. (2014) especificaram o difícil trabalho de separação vascular da retina. Isto foi conseguido ajustando o âmbito dos filtros durante o pré-tratamento e a melhoria dos vasos. Este estudo demonstrou que as linhas centrais capilares numa imagem de resolução inferior não afectaram os resultados da classificação final. Como resultado, a qualidade dos vasos foi objetivamente avaliada utilizando a vasculatura de segmentação para prever 40 fotografias do conjunto de dados AVR, e os resultados foram contrastados com os dos outros 2 oftalmologistas. Esta investigação foi realmente difícil, mas conseguiu atingir o objetivo ao encontrar soluções para todas as questões.

De acordo com Praveen e Agrawal (2015), a utilização de uma caixa delimitadora rápida combinada com uma técnica híbrida para categorização de MRI e identificação de tumor cerebral aumentará a precisão. As regiões internas do corpo são tipicamente diagnosticadas usando uma técnica computadorizada na indústria médica, onde a segmentação de imagens foi importante para o planeamento cirúrgico e outras avaliações médicas. A separação de imagens de MRI foi a principal ênfase deste trabalho, a fim de alcançar melhores resultados. Anteriormente, a área de interesse foi segmentada utilizando abordagens de segmentação manual, semi-automática e baseada.

No que diz respeito ao pré-processamento das imagens, à extração de características utilizando matrizes de coocorrência de níveis de cinzento, à classificação utilizando um preditor de máquina de vectores mais baixos e, por último, às caixas de delimitação rápidas para os segmentos, foram sugeridos métodos híbridos na investigação. Para as experiências, foram utilizadas 100 imagens da mente, 25 das quais eram regulares e 75 das quais eram aberrantes. Como resultado, a nossa técnica híbrida foi mais precisa do que a utilização de outros subconjuntos.

Teramoto e Fujita (2013) descreveram como utilizar um filtro de realce de nódulos cilíndricos para detetar rapidamente nódulos pulmonares que se desenvolvem no tórax em imagens de TC. O exame atual dos nódulos pulmonares requer mais tempo para a captura e identificação da imagem. Este estudo examinou a utilização de um filtro de realce de nódulos cilíndricos em imagens de TAC do peito para identificar rapidamente nódulos pulmonares. O trabalho sugerido incluiu as seguintes técnicas: pré-processamento, realce de nódulos, separação extra e redução de falsos alarmes. Incluiu também a categorização da área do pulmão. Utilizando um filtro de forma cilíndrica, os cálculos foram simplificados. O número de falsos positivos associados às perspectivas de nódulos foi reduzido utilizando as máquinas de vectores de apoio. A identificação, a eficiência e a rapidez foram avaliadas utilizando uma base de dados acessível ao público e associada a imagens de pulmões. Este trabalho inclui falsos positivos para todas as situações e cerca de 80% dos nódulos.

CLASSIFICAÇÃO E IDENTIFICAÇÃO DE DOENÇAS A PARTIR DE IMAGENS

De acordo com (Qu et al. 2001), existem dois tipos de modalidades de imagem médica: modalidade única e multimodalidade. Existem numerosas técnicas de imagiologia médica não invasiva acessíveis, incluindo a ressonância magnética, a tomografia computorizada, a ecografia, a SPECT, a PET e a radiografia. A ressonância magnética (RM), que regista corretamente os tecidos moles do interior dos órgãos humanos, contribui para obter melhores resultados do que outras abordagens no domínio dos sistemas de diagnóstico médico (MDS). Para além disso, retrata com clareza os elementos mais finos do corpo real, o que a torna útil para muitos profissionais médicos durante o procedimento de diagnóstico. Com a ajuda da radiologia, a ressonância magnética (RM) ilustra o interior do sistema nervoso, e as imagens obtidas pela RM têm uma grande resolução espacial. Esta abordagem também pode ser utilizada para obter dados estruturais sobre o órgão danificado.

As vantagens da tecnologia MRI:

1. Ao utilizar esta abordagem, a arquitetura dos tecidos moles de tecidos como a mente, os olhos e o coração pode ser vista de forma eficaz.

2. Como este método não expõe os utilizadores à radiação, oferece segurança.

3. Este método permite a visualização de imagens de secções transversais, bem como de imagens tridimensionais, e

4. Este método pode ser utilizado para detetar a circulação sanguínea em torno das artérias de determinados órgãos.

Por conseguinte, a RM é recomendada entre as várias modalidades de imagem para efetuar um diagnóstico preciso do interior de uma região cerebral.

Com base em fuzzy C-Means (FCM) melhorado e cortes de gráficos, Wu et al. (2017) forneceram um método automatizado bem organizado para a separação de tumores hepáticos que ocorrem em volumes de TC. O método de brotamento de segmento associado à confiabilidade destacou todo o volume de interesse (VOI) usando um único ponto de origem, reduzindo o custo computacional. Em seguida, foi feita a consideração automática das regiões de primeiro e segundo plano, e o FCM kernelizado usando estatísticas espaciais foi emparelhado com segmentos de corte gráfico para aumentar a precisão da segmentação. A estimativa do método antecipado foi baseada numa recolha de dados clínicos públicos

que continha 15 volumes de TAC com tumores do fígado de vários tamanhos. Os resultados experimentais foram apresentados e o método previsto foi mais preciso na segmentação de tumores de fígado em 3D, exigindo menos tempo de processamento.

Com o objetivo de separar as imagens de tumores cerebrais, Menze et al. (2015) utilizaram os conjuntos de dados de referência (BRATS). A técnica utilizada com um subconjunto de um conjunto de dados específico foi utilizada para otimizar vinte e vários métodos de extração de características de tumores. Para a verificação online, foi utilizada a amostra padrão de referência para o BRATS.

Um método totalmente autónomo baseado em redes neurais profundas para segmentar o cancro do cérebro foi apresentado por Havaei et al. em 2017. Foi concebido especificamente para glioblastomas mostrados em imagens de RM. Estes cancros desenvolviam-se em qualquer parte do cérebro e variavam em dimensão, forma e contraste. A nova arquitetura da CNN distinguiu-se da conceção convencional da visão por computador. A CNN utiliza simultaneamente características contextuais locais e mais universais. A arquitetura da CNN foi construída utilizando convoluções. Este trabalho utilizou uma nova conceção de 2 vias para permitir uma eficiência superior, e a estratificação de duas CNNs dependia da modelação da rotulagem local. Dois métodos para encontrar a CNN em situações em que a dispersão era desequilibrada foram a base do treino.

Os métodos automatizados de classificação de tumores foram utilizados por Manocha et al. (2017) para mapear a região do tumor. A identificação da área de Brodmann de tumores divididos fazia parte da abordagem GUI para classificação de tumores cerebrais. A recolha de imagens ponderadas em T2 de 15 doentes foi utilizada para avaliar o estudo. Estas estatísticas foram divididas em grupos com base na idade, género e etnia. O C difuso indica que os tumores foram divididos através de agrupamento. Para remover o ruído da imagem e iniciar a separação dos tumores, a informação foi primeiro normalizada. A criação de uma GUI, que tornou todo o procedimento mais fácil de utilizar, foi um benefício deste esforço.

A eficácia deste método para a estimativa bem organizada de SVMs através de um kernel de adição foi comprovada por uma experiência que utilizou um conjunto diferente de informações provenientes dos carros da UIUC, pessoas do INRIA, Caltech-101, andarilhos da Daimler-Chrysler, MNIST e números USPS. Depois disso, este método foi um componente-chave de várias outras técnicas existentes criadas para o reconhecimento de objectos VOC PASCAL/categorização de imagens, Concurso Image Net, Caltech-101, TRECVID, etc. As técnicas foram particularmente úteis para situações em que era necessário estimar kernels aditivos enviesados, como quando se utilizam versões kernelizadas de PCA, LDA, extrapolação e k-means. Aceleraram significativamente o ciclo interno nos métodos de treino de classificação SVM.

Para identificar com exatidão o tumor, Mustaqeem et al. (2012) descreveram segmentos de tumores cerebrais. A posição e o tamanho exactos do tumor foram determinados pela explicação deste documento sobre as bacias hidrográficas e as técnicas de segmentação de corte. As imagens dos exames de RMN foram utilizadas para a captura de imagens e os resultados foram apresentados como uma matriz bidimensional de píxeis.

As imagens obtidas foram preparadas para produzir imagens sem ruído, o que reduziu a distorção e também identificou as margens. O ruído foi removido utilizando um filtro de mediana, enquanto as margens foram afiadas e detectadas utilizando um filtro passa-alto nas imagens com maior qualidade. A utilização de um filtro passa-alto gaussiano melhorou as margens do objeto.

A segmentação de imagens é uma técnica que separa a área consoante a comparabilidade dos atributos. Da fotografia, foram retirados pormenores significativos onde os dados foram naturalmente assumidos. A técnica de segmentação conhecida como separação por limiarização converte a escala de cinzentos fornecida em código binário. O parâmetro principal para os segmentos de limiarização foi o limite inferior. Em vez de uma abordagem de segmentação de entrada, a integração de bacias hidrográficas é maioritariamente utilizada para observar os resultados.

A fusão de imagens de ressonância magnética (MRI) e de tomografia por emissão de positrões (PET) foi realizada por Javed et al. (2014) utilizando características locais e lógica difusa (PET). O objetivo do esforço era fundir os dados cruciais das imagens de RM e PET. A lógica difusa e a identificação de informações locais das fotografias foram utilizadas para determinar os pesos de cada pixel. Foram efectuadas simulações de acordo com a análise que se seguiu.

- Análise visual e
- Análise quantitativa

Em comparação com os métodos tradicionais, a eficácia da técnica proposta foi melhorada com este trabalho.

De acordo com Dhanachandra et al. (2015), foram utilizadas técnicas de agrupamento para melhorar a qualidade geral da imagem, segmentando-a em várias organizações. A segmentação de uma imagem no seu pano de fundo foi feita utilizando a técnica de agrupamento k means. Após a fase de otimização do semi-estiramento, esta técnica de agrupamento foi utilizada para aumentar a qualidade da imagem. Para criar os centros de agrupamento, a abordagem de agrupamento com base foi aplicada sucessivamente a partir do valor prospetivo dos pontos de saída. O agrupamento subtrativo gerou as acções, que foram depois utilizadas na segmentação média K para dividir a imagem. Por último, foi utilizado um valor de pixel para eliminar o ruído do processo de segmentação.

CAPÍTULO 8

CAD E MODELAÇÃO MATEMÁTICA

Os radiologistas que interpretam as informações médicas são normalmente os que o fazem. Frequentemente, apresenta limitações devido a comportamentos não sistemáticos de procura por parte das pessoas, à distorção da estrutura da imagem e à representação de estados de doença complicados que exigem a integração de enormes quantidades de dados clínicos e de imagiologia. Prevê-se que a análise computorizada com recurso a técnicas de processamento de imagem de ponta melhore a compreensão das imagens médicas. Como resultado, o diagnóstico assistido por computador utilizando métodos de aprendizagem automática pode ser uma ferramenta mais eficaz para identificar e avaliar a gravidade da doença e formular decisões de diagnóstico.

Para identificar as pessoas com doença cerebrovascular assintomática que estão em risco de desenvolver um AVC, Christodoulou et al. (2008) criaram uma abordagem assistida por computador que facilitará a caraterização das placas carotídeas. Mais uma vez, a partir de imagens de placas fragmentadas, derivaram características de textura e parâmetros de forma para categorização. As pessoas utilizam a informação significativa incluída na textura para avaliar e analisar uma variedade de dados visuais. As interligações espaciais e a configuração dos componentes fundamentais de uma imagem são referidas como a sua textura. Chegaram à conclusão de que os padrões de textura retirados de imagens de ultra-sons de placas carotídeas podem ser utilizados para identificar um grupo de pessoas em risco de AVC. Um método CAD que detecta a malignidade de nódulos torácicos utilizando uma variedade de características de ultra-sons e um classificador de sistema neural artificial foi criado por Joo et al. em 2004. Estes autores afirmam que o sistema CAD ultrassónico pode ajudar os médicos a distinguir entre tumores mamários benignos e cancerosos em imagens de ultra-sons, fornecendo uma segunda opinião para a caraterização do tumor. O novo método CAD, no entanto, tem a possibilidade de melhorar a especificidade da classificação das lesões torácicas.

Menchon-Lara & Sancho-Gomez (2014) propuseram uma técnica de segmentação das paredes cerebrais distantes que utiliza a aprendizagem automática para quantificar a largura da íntima-média de forma precisa e automática. Eles classificaram os pixels usando Sistemas Funcionais Básicos Radiais para identificar as características da IMT. O sistema utilizou vectores de entrada que incluíam parâmetros de uma vizinhança quadrada, com o objetivo de classificar os pixels alvo. Para a aprendizagem do sistema, foi utilizado o Extreme Learning Device, idealmente podado, que determina o número ótimo de elementos radiais.

CAPÍTULO 9

CONCLUSÃO

Em conclusão, esta monografia oferece uma análise abrangente da deteção e classificação de aneurismas cerebrais, fornecendo uma compreensão diferenciada das várias metodologias utilizadas neste campo crítico. Começando com uma exploração do imperativo do diagnóstico precoce, a monografia integra perfeitamente os conhecimentos da aprendizagem automática e do processamento de imagens médicas, sublinhando o seu potencial de colaboração no avanço das capacidades de diagnóstico.

A monografia coloca uma ênfase significativa na importância de um diagnóstico exato, realçando as potenciais ramificações de um diagnóstico incorreto nos resultados dos doentes. Percorre meticulosamente os meandros da segmentação de imagens, lançando luz sobre diversas técnicas que isolam estruturas pertinentes para uma análise aprofundada. A exploração subsequente da extração da segmentação e das características acrescenta uma camada de profundidade, contribuindo para uma compreensão enriquecida dos aneurismas cerebrais através de metodologias avançadas de processamento de imagem.

A integração da aprendizagem automática no diagnóstico de imagens médicas é um tema central, demonstrando a sua eficácia no reconhecimento de padrões e na modelação preditiva. A monografia alarga ainda mais o seu âmbito ao incorporar discussões sobre o diagnóstico assistido por computador (CAD) e a modelação matemática, demonstrando um empenho na exploração de diversas abordagens para aumentar a precisão do diagnóstico.

Essencialmente, a amálgama destes tópicos variados apresenta uma imagem abrangente do panorama interdisciplinar da deteção de aneurismas cerebrais. Ao combinar perfeitamente os conhecimentos da aprendizagem automática, do processamento de imagens médicas e das ferramentas de diagnóstico avançadas, esta monografia constitui um contributo valioso para o discurso em evolução neste domínio. A sua abordagem holística não só aborda os desafios actuais, como também aponta para vias promissoras de investigação e desenvolvimento futuros. Esta monografia, com a sua exploração pormenorizada e síntese de metodologias, está preparada para ter um impacto significativo no avanço da precisão e eficiência do diagnóstico de aneurismas cerebrais, melhorando, em última análise, a qualidade dos cuidados prestados aos doentes.

Referências

1. Wiebers DO, Whisnant JP, Huston J 3rd, et al. Unruptured intracranial aneurysms: natural history, clinical outcome, and risks of surgical and endovascular treatment. Lancet. 2003;362(9378): 103-110. doi:10.1016/s0140-6736(03)13860-3.
2. Brisman JL, Song JK, Newell DW. Cerebral aneurysms. N Engl J Med. 2006;355(9):928-939. doi:10.1056/NEJMra052760
3. Hasan D, Mahaney KB, Brown RD Jr, Meissner I, Piepgras DG, Huston J 3rd, et al. Aspirina como agente promissor para diminuir a incidência de rutura de aneurisma cerebral. Stroke. 2011;42(11):3156-3162. doi:10.1161/STROKEAHA.111.622026
4. van Gijn J, Rinkel GJ. Subarachnoid haemorrhage: diagnosis, causes and management. Brain. 2001;124(Pt 2):249-278. doi:10.1093/brain/124.2.249
5. Frosen J, Cebral J, Robertson AM, et al. Aneurysm hemodynamics: a simple and practical predictive model. AJNR Am J Neuroradiol. 2012;33(10): 1857-1866. doi:10.3174/ajnr.A3169
6. Cebral JR, Mut F, Weir J, et al. Associação de características hemodinâmicas e rutura de aneurisma cerebral. AJNR Am J Neuroradiol. 2011;32(2):264-270. doi:10.3174/ajnr.A2419
7. Chien A, Sayre J, Viñuela F. Análise morfológica comparativa da geometria de aneurismas rompidos e não rompidos. Neurosurgery. 2011;69(2):349-356. doi:10.1227/NEU.0b013e318217e90d
8. Dhar S, Tremmel M, Mocco J, et al. Parâmetros morfológicos para avaliação do risco de rutura de aneurisma intracraniano. Neurosurgery. 2008;63(2): 185-196. doi:10.1227/01.NEU.0000320367.63369.AE
9. Rinkel GJ, Djibuti M, Algra A, van Gijn J. Prevalência e risco de rutura de aneurismas intracranianos: uma revisão sistemática. Stroke. 1998;29(1):251-256. doi:10.1161/01.str.29.1.251
10. Etminan N, Rinkel GJ. Unruptured intracranial aneurysms: development, rupture and preventive management. Nat Rev Neurol. 2016;12(12):699-713. doi:10.1038/nrneurol.2016.150.
11. Naggara ON, White PM, Guilbert F, et al. Endovascular treatment of intracranial

unruptured aneurysms: systematic review and meta-analysis of the literature on safety and efficacy. Radiology. 2010;256(3):887-897. doi:10.1148/radiol.10091982

12. Paliwal N, Damiano RJ, Davies JM, et al. Cost-effectiveness analysis of unruptured cerebral aneurysms: decision and cost-utility analyses. Stroke. 2013;44(6):1646-1651. doi:10.1161/STROKEAHA.111.000670
13. Kashiwazaki D, Kuroda S, Nakayama N, et al. O rácio do tamanho pode prever o risco de rutura em aneurismas intracranianos pequenos (<5 mm). Stroke. 2013;44(8):2169-2173. doi:10.1161/STROKEAHA.113.001875
14. Brinjikji W, Lanzino G, Cloft HJ, et al. Risk factors for growth of intracranial aneurysms: a systematic review and meta-analysis. AJNR Am J Neuroradiol. 2016;37(4):615-620. doi:10.3174/ajnr.A4575
15. Matsukawa H, Uemura A, Fujii M, et al. Factores de risco morfológicos e clínicos para a rutura do aneurisma da artéria comunicante posterior. J Neurosurg. 2014; 120(5): 10461051. doi:10.3171/2014.1.JNS132016
16. Greving JP, Wermer MJ, Brown RD Jr, et al. Desenvolvimento da pontuação PHASES para a previsão do risco de rutura de aneurismas intracranianos: uma análise conjunta de seis estudos de coortes prospectivos. Lancet Neurol. 2014;13(1):59-66. doi:10.1016/S1474- 4422(13)70263-1
17. Hasan DM, Mahaney KB, Brown RD Jr, et al. Aspirina como um agente promissor para diminuir a incidência de rutura de aneurisma cerebral. Stroke. 2011;42(11):3156-3162. doi:10.1161/STROKEAHA.111.622026
18. Morita A, Kirino T, Hashi K, et al; UCAS Japan Investigators. The natural course of unruptured cerebral aneurysms in a Japanese cohort. N Engl J Med. 2012;366(26):2474-2482. doi:10.1056/NEJMoa1113260
19. Killer-Oberpfalzer M, Aichholzer M, Weis S, et al. Fiabilidade do software de deteção de aneurismas para detetar aneurismas cerebrais em angiografia por tomografia computorizada. Eur Radiol. 2016;26(3):763-771. doi:10.1007/s00330-015-3898-5
20. Li MH, Li YD, Tan HQ, et al. Prevalência de aneurismas cerebrais não rotos em adultos chineses com idades compreendidas entre os 35 e os 75 anos: um estudo transversal. Ann Intern Med. 2013;159(8):514-521. doi:10.7326/0003-4819-159-8-201310150-00004.

Biografia dos autores

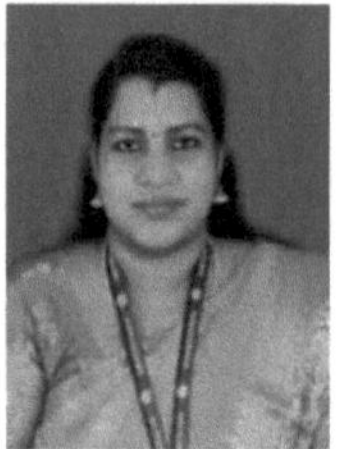

A Dra. J. REFONAA licenciou-se na Universidade de Anna com um Bacharelato em Tecnologias da Informação. Recebeu o seu diploma de Mestrado em Ciências e Engenharia Informática da Universidade de Anna, Chennai, em 2013. Tem mais de nove anos de experiência de ensino no **Departamento de Ciência e Engenharia Informática do Instituto de Ciência e Tecnologia de Sathyabama, tendo obtido o** seu doutoramento no Instituto de Ciência e Tecnologia de Sathyabama. Os seus interesses de investigação são a exploração de dados espaciais / Big Data. Apresentou os seus
resultados da investigação em várias revistas nacionais/internacionais de renome e também nas actas de conferências nacionais/internacionais.

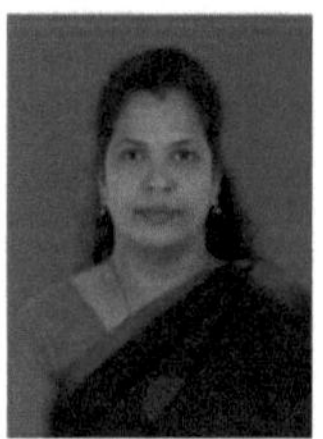

A Dra. S. L. JANY SHABU recebeu o MS (Tecnologia da Informação e Comércio Eletrónico) da Universidade Manonmanium Sundaranar, Tirunelveli, Tamilnadu. Obteve o mestrado em Tecnologia da Informação e concluiu o doutoramento em Ciências da Computação na Universidade de Sathyabama, Chennai, Tamilnadu. Trabalhou como estagiária de sistemas no Universal Technology Park, Trivandrum. Atualmente, trabalha como **Professora Associada no Sathyabama Institute of Science & Technology**, em Chennai. Tem mais de dezassete anos de experiência de ensino. As suas áreas de interesse de investigação são a ciência dos dados, a aprendizagem automática, o processamento de imagens, os grandes volumes de dados, os sistemas de gestão de bases de dados e a tecnologia Web. É revisora em revistas de renome e publicou mais de 40 artigos em várias revistas e conferências de renome, publicou livros e monografias em várias publicações.

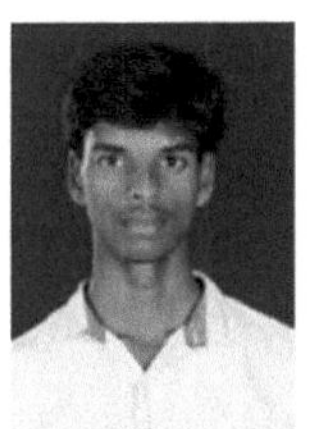

O Sr. S. PRAVEEN licenciou-se na Universidade de Thiruvalluvar com um Bacharelato em Informática e Aplicações. Obteve o seu Mestrado em Informática na Universidade de Thiruvalluvar, Vellore. Tem mais de um ano de experiência de ensino no **Departamento de Informática e Engenharia do Instituto de Ciência e Tecnologia de Sathyabama**. A sua área de investigação inclui sistemas de gestão de bases de dados, redes e computação em nuvem. Também apresentou o seu trabalho de investigação em várias revistas e conferências.

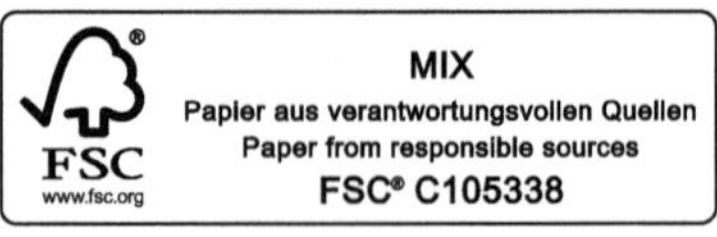

Printed by Books on Demand GmbH, Norderstedt / Germany